◇ 听香室医集 ◇

伤寒扫尘论

主　编	王德群	边玉鸾
副主编	庆　兆	边玉凤
编　委	边玉龙	边玉俊	边玉虎
	张华东	程铭恩	陈文忠
	费宗翔	张　玲	

中国中医药出版社

·北 京·

图书在版编目（CIP）数据

伤寒扫尘论 / 王德群，边玉鸾主编 . —北京：中国中医药出版社，2019.11（听香室医集）(2020.3重印)

ISBN 978 - 7 - 5132 - 5537 - 0

Ⅰ.①伤…　Ⅱ.①王…　②边…　Ⅲ.①《伤寒论》-研究　Ⅳ.① R222.29

中国版本图书馆 CIP 数据核字（2019）第 068698 号

中国中医药出版社出版

北京经济技术开发区科创十三街 31 号院二区 8 号楼

邮政编码　100176

传真　010-64405750

山东百润本色印刷有限公司印刷

各地新华书店经销

开本 880×1230　1/32　印张 5　彩插 0.5　字数 115 千字

2019 年 11 月第 1 版　2020 年 3 月第 2 次印刷

书号　ISBN 978 - 7 - 5132 - 5537 - 0

定价　29.00 元

网址　www.cptcm.com

社 长 热 线　010-64405720

购 书 热 线　010-89535836

维 权 打 假　010-64405753

微信服务号　zgzyycbs

微商城网址　https://kdt.im/LIdUGr

官 方 微 博　http://e.weibo.com/cptcm

天猫旗舰店网址　https://zgzyycbs.tmall.com

如有印装质量问题请与本社出版部联系（010-64405510）

总序

边正方先生，吾祖父挚友也。他视我为孙辈，我称他为爷爷。

1958 年，边爷爷曾巡回医疗来到我家乡安徽省全椒县马厂公社（即马厂镇），镇中心有一堵数丈高墙，绘了一大幅宣传画，一只大手正在抓一只横行的螃蟹，题目是"看你横行到几时"。问祖父，方知是边爷爷站在高桌上，手执竹竿，竿尖缚笔勾画出来的，吾心佩服其才气也。隔壁大祖父腹痛难忍，边爷爷药下病除，此胆道蛔虫也；又姑母疔毒走黄，命危旦夕，边爷爷从箱底翻出救命之药，一服而安。吾佩其治疗神奇也。这是童年的记忆。

1974 年，我有机会到全椒县中学工作，常去县医院看望边爷爷，或带病人就诊于他。边爷爷用伤寒法治病效非凡响，见效快、疗程短，吾慕其医术高明也。

1976 年，安徽省滁县地区（现为滁州市）办了一届"西医学习中医培训班"。边爷爷亲往执教，我因帮助县卫生局培训赤脚医生而争取一名额随去滁县，使我有缘成为边爷爷门生，一生中之幸事也。

边爷爷在培训班上，常夸我头乳喝得好！因我学之不杂，由自学中药，再随他学中医，习《伤寒论》，并勤奋好学。一天晚上，边爷爷转到学生宿舍，只见我一人捧着书用心阅读，他兴致勃勃取过去看是何书，这是学习《伤寒论》辅导之书。他翻到前言，看了几行，一下把书扔出去数丈远，"这样的书也能看！胡说八道。"我一头雾水，这是伤寒名家所著，觅到不容易。后来边爷爷告诉我："所谓真寒假热，真热假寒是说不通的。疾病无思想与理智，表现出的寒热皆真无假，只是在人体部位和层次不同，靠医者辨证准确而用药也。"

又一次，我看到杂志上一篇论文，介绍治疗瘰疬经验，觉得挺好。正好边爷爷在身旁，请其指点。他稍阅片刻，拿起笔在纸上留下一行字："集软坚散结之大成也！"写完后头也不回就走了。看着边爷爷背影，我知道自己又错了！

一天，边爷爷语重心长地对我说："一个人不仅仅需要好学，还要深思，学会思考，持之以恒，就会提高！"我把恩师之语记下来，成为一生的座右铭。

1977 年下半年我随边爷爷临床，他当时已 74 岁高龄，每天半日班。边爷爷治病与他医比较，效果大不相同！我庆幸自己找到了"明师"！

有一产妇面色㿠白，舌质红润，虽是夏秋之季，畏寒特甚。边爷爷方中既有祛寒之附片，又有清热之黄连，寒热看似杂陈，其实序度井然。患者二诊未遇边爷爷，请另医治之，我在其旁。此医知上方效佳，但看不明白，既然畏寒，上方有附片，用吧！但又不敢多用，减半。谁知患者次晨赶来最早，服二诊药后畏寒特甚，几乎难以忍受。边爷爷看了前医所用之方，笑笑，知其医未懂其内涵。其实边爷爷治病重视舌、脉，尤其舌诊，根据舌质、舌苔及润燥，参以脉之强弱、大小、浮沉治之。前因舌质虽红，但有薄白润苔，用附片祛寒，而内火甚，必有清火之剂；次诊，表寒已尽，再用附片恰如火上烧油。内火炽盛，外则畏寒更甚。三诊边爷爷从新调治，不日即愈。

　　我随边爷爷时间稍长，似乎能看出一些诀窍。一日，患者找某医诊治癫痫未遇，因我另半日伴此医抄方，央求我给他续方。患者服前医之方，久治无效，我遂改为边爷爷之法，治以化痰、散结、润下。二日后复诊，患者告之现发作次数已减四分之三，偶有发作，十分高兴！随后又复诊两次，疗效肯定。原医上班后，患者告知吾治效果，此医问用何方，未敢实告，只云加火麻仁、元明粉等。他很兴奋，要我把此案整理出来，此等效果难获！其实他的方法永远无法获此殊效也。

　　有远道赶来求医之癌症患者，告知十年前家乡曾有一胃癌患者，术后复发，原医院已不收治，抬至全椒县医院也不收治，病家求边爷爷诊治。边爷爷在走廊诊治处方，春节将至，严寒冬季病人在外诸多不便，遂让患者回家服用。过了一段时间，患者恢复甚佳，自己步行二三十里路赶来复诊。边爷爷也回忆起来，此为一女性胃癌病人，约治三四次后，就未再来。获此信息，我利用周末骑自行车一路寻去。见面后，了解服了边爷爷中药，恢复较快，后来渐渐一切正常，家务、上街采购均是她在操持，精神状态很好。

边爷爷曾治疗很多癌症，尤其对十分凶险之白血病患者多有良效，也有不少治愈病例。血液病的诊治惊动北京，曾有专人来访，征求专方，边爷爷均是辨证治疗，并无专方。他曾高兴地写信告诉我，近日遇到一例从未见过的红斑狼疮患者，仅凭辨证治疗，很快痊愈。

我随边爷爷学习不足一年，还未入门就随恢复高考的机会而入安徽中医学院药学专业学习，边爷爷甚感惋惜和伤感！信中曰："伯牙为失钟子期而碎其琴，盖亦为知音之难得也。当碎琴之时，其悲怨为何如耶？若有人，心有所会，学有所得，而无可告语者，其悲苦岂少于伯牙碎琴之事哉。东坡有言：'渺渺兮予怀，望美人兮天一方。'"后次女玉凤继承父业，成为全椒县名医，她待病人如亲人，循循开导，多方关心与病人为朋友，不分上下班接诊患者，终因劳累过度突发疾病倒在岗位上。她对父亲医集出版盼之久矣，积极配合尽力收集资料，未亲见父亲医集出版，悲夫痛哉！

我祖父去世，边爷爷心情沉重，撰写五首诗以纪念之。如七律一首，题为"挽王稼老"："忍看乔木摧枯尽，叶落疏林怅岁寒。蔬食幸能过九九，禅功想已破三三。百年事业休评议，十载睽违更老残。自古人生谁无死，为公不禁一潸然。"又安慰祖父的学生一首"致业广"："显实开权法最尊，大无碍智可通灵，死生老病人间事，假象如何便作真。"祖父是一位笃信佛教的居士，82岁逝世，正所谓"蔬食幸能过九九"。边爷爷的诗中佛理与世间理融合，原来其弟兄四人均出家九华山，又是闽南佛学院首期学员，与懒悟、巨赞是同窗好友。边爷爷在29岁时就是九华山最著名的

"祇园寺"方丈，后来46岁还俗，以医济人。

一次信中，边爷爷告知欲赠书法作品予我，十分高兴！我从小随祖父习书法，在家乡小有名气，后来专心医药，不再接触。虽然在祖父与老友书法大家林散之先生联系中，常当信使，对书法作品只是一般欣赏而已。当欣赏了边爷爷书法后，心灵是一种震撼！难怪他的子女均云，在他们眼中，未见多少书法家超过其父者。在边爷爷的《听香室诗书画》集中，真如此也。他在九华山出家时，曾替九华山玉屏峰下慧居寺书写一副自撰对联："长江此仙堑，云海苍茫，时闻天风传塔语；九华真佛国，梵宫巍峻，日照神岭散炉烟。"我有机会登九华路过慧居寺时，必驻足瞻仰和留影，怀念八十多年前的边爷爷书法遗珍！

边爷爷之画更有特色，既有文人们喜爱的山水和四君子（松、梅、竹、兰），更有与佛教相关的荷花、菊花，甚至蔬菜，还有孔雀、虾趣等。对于画一窍不通的我，不再多述，读者可欣赏选录边爷爷的绘画作品。

边爷爷于诗文、书画、医学研究颇精深，但最大的贡献莫过于中医。他7岁丧父，14岁在姐丈家学习中医外科，获很多李自成随军医生王氏的外科良方，后又由外科而内科。在医学理论上，先温病，后发现伤寒法优于温病法，用数十年时间，攻读并悟出很多至理，先后两次担任《伤寒论》教师，为全椒县和滁县地区（现为滁州市）培养了一批重视学《伤寒论》的中医。62岁时写出了他学习《伤寒论》心得《伤寒扫尘论》，内有诸多全新的论点，对习医者颇有启发！

例如：

·伤寒为万病立法。

· 仲师立"伤寒""中风"此二名，是作为全论的总冒来提贯全文的，是全论之经。成氏（无己）把它只做太阳两个病证来看待，岂不害死了人。

· "六经"是全论之纬，做人体内外之分，既不离经，亦不为经所拘，是仲师的创作。"六经"证候是显示敌人所在之处，表里的深浅上下及敌我斗争情况。

· 伤寒者从因立名，热病者从果立名。谓因伤于寒，结果则病热。

· 伤寒必病热，热非寒变。

· 万病皆邪正相争之表现。伤寒总持之法，即万病总持之法也。总持云何？一纲二目，一纲即名曰伤寒是也；二目即"风"与"寒"二名是也。所谓二目者，从太阳至厥阴皆普遍以之为目也。

· 《活人书》训阴阳为寒热，河间驳之，至为明确。而三阳为热，三阴为寒之说，至今仍脍炙人口，古今来误人多矣！病者何辜，遭其荼毒，思之怵心！

· 寒为外邪，热为正气。

· 执一御万，天下之至巧也。治医之道亦然。伤寒一论之所以统摄诸病者，以万病皆邪正相争之表现也。证候虽多，其理至约。仲师执此为论，故文少而义无不赅。后世学者，多谈玄妙，阴阳营卫，神机出入。自以为"玄之又玄，众妙之门"。或旁征博引，自眩渊雅，实则自欺欺人，苦尽苍生，此何事乎？罪莫大焉。

· 一般医籍总以肝胆记左关，脾胃记右关，然不知肝胆居人身之右，其相应当在右。例如：人身之左面生肿疡，左脉必大数，反之也是。唯李东垣说过，左右手是指医者，而不是病者，如是，则病人之左手正当医者之右手；病人之右手当是医者之左手，乃符合实际矣。

边爷爷原名边宝新，成年后，自改名边正方，乃立志方正做事，方正做人之意。出家法号宏志，亦寓志向宏大也。75岁时，写了一首长诗，以表达志在万里之外，以及医学上独特见解，不被世人理解，甚至被人误解为醉语。虽然不想青史留名，也不管良相良医，但对医界误入歧途，生灵涂炭，誓为之昭雪，"所仗还有心头热。誓当横戈跃马作前锋，荡开妖垒逞雄烈！"所以，他到90岁仍给人看病，还欲在疑难疾病上闯出新路来。诗名"七十五岁初度信笔"。

> 七十四年过去，七十五岁从斯。
>
> 过去一事无成，今后可想而知。
>
> 落花流水无情，赚得两鬓如丝。
>
> 不想青史留名，哪问良相良医。
>
> 人生岂能无欲，要当与世有益。
>
> 志应在万里之外，岂仅如老骥伏枥。
>
> 医虽小道利人宏，理应奋发乘长风。
>
> 曾过兰台饮杯酒，醉语语人人不从。
>
> 人人各有玄妙法，五行五脏相制克。
>
> 来自内难皆圣言，后人谁敢不守则。
>
> 圣经岂能皆无过，精粗真伪需分别。
>
> 百年之前有叶吴，温邪上受三焦列。
>
> 大言门对仲景开，欲与六经争雄杰。
>
> 天下从风少异言，顿使浓云蔽日月。
>
> 春夏秋，不用说，冬天也有温邪杂。

凡是有病皆温邪，伤寒论方置高阁。

可怜四野怨魂多，谁能为之一昭雪。

兰台酒，力不弱，一醉到今未醒彻。

虽然老眼已昏花，所仗还有心头热。

誓当横戈跃马作前锋，荡开妖垒逞雄烈。

　　边爷爷引导我学会思考，走正中医药探索之路，我心存感激！我的恩师边正方先生的《听香室医集》能成功出版，首先感谢母校安徽中医药大学在我退休后仍为我创造条件，专门成立了"王德群教授工作室"，并配备专职教师帮助整理、编辑资料。此部医集缘起于中国中医药出版社邹运国编辑，我们在烟台参会期间，他敏感地捕捉到边正方先生著作的重要价值，出谋划策帮助我们完成初稿，并在出版社立项。邹编辑是一位负责任和守信的人，当他工作另有安排后，仍将该书稿交由中国中医药出版社，随后王秋华主任非常热心负责地安排、规划此书，做了很多前期工作，以致后期的编辑出版工作非常顺利。刘聪敏、刘喆两位编辑辛勤认真的工作，也为医集增辉良多，谢谢！

王德群

戊戌年二月廿四日

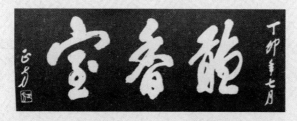

听香室，边正方先生书斋雅号

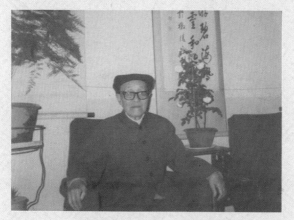

边正方先生照片（时年 84 岁）

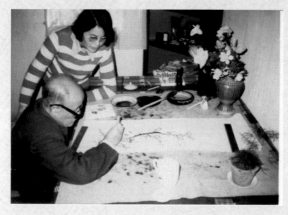

边正方先生作画，长女玉鸾相陪

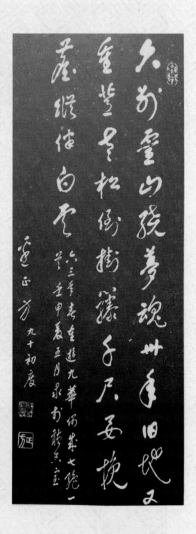

書法：評王羲之書法　　　　　　　書法：重游九華

白日依山尽，黄河入海流，欲穷千里目，更上一层楼。

唐王之涣诗一首录书

德群同学雅玩　董正方

赠学生王德群的两幅书法

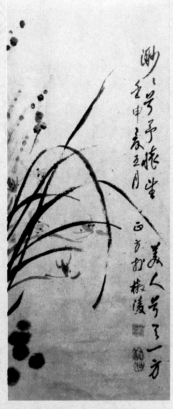

国画：兰

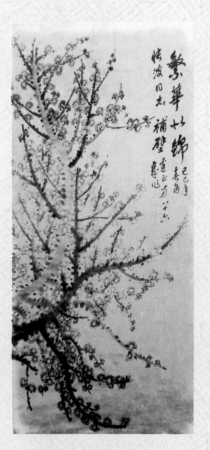

国画：梅

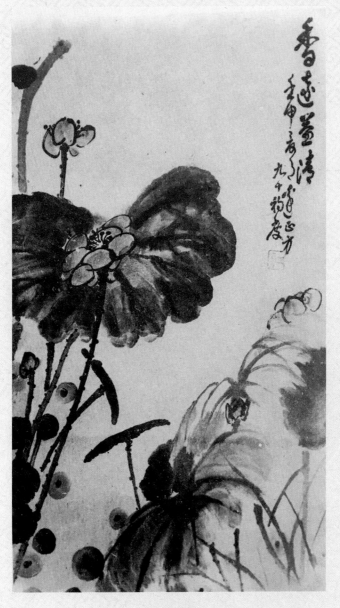

国画：莲

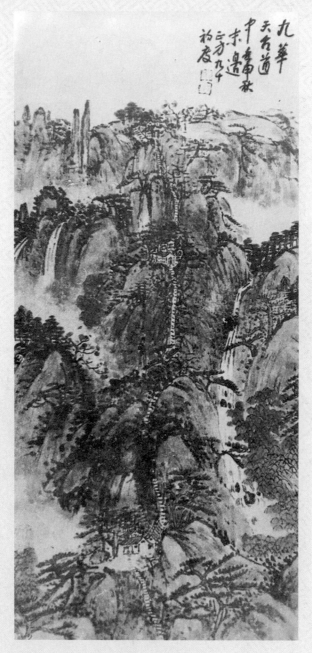

国画：九华天台道中

仲师本内难之旨，博采众方，作《伤寒论》以寿人，实济世之津梁，医家之准绳。其文简约，其意精深，虽名伤寒，实统诸病，故其序云："虽不能尽愈诸病，庶可以见病知源，若寻余所集，思过半矣。"言外之意可知焉。奈何昧者，谓但治伤寒不与他病耶？乃即使诊是伤寒，亦不敢竟用其方，反精玉以为璞，竟以驳杂杜撰为至宝，或舍本逐末，动引万方，编帙浩繁，头绪丝纷，使学者望洋，徒兴渊叹，引病就方，多成凿枘，不悟其牵叶动本之不智，反谓牵叶且难，动本无望矣。亦有习伤寒者，用其方不效或有过，不责己之不明，非曰古方不宜今人也，即曰今世真病伤寒者少也。

　　《伤寒论》一书，遭汉晋两朝之兵燹，已非完帙，得王叔和之整编，始得见于后世，其功大矣，成无己引经典以为注，业亦伟焉，然不明仲师之旨，为可惜耳。严器之、庞安时、韩祗和、朱肱伸引敷衍，各自漫成大著，而尤以朱之《活人书》大行于时，李知先《活人书括·序》称之为一世之雄。又有许学士（叔微）之《发微》，郭子和之《补亡》，杨士瀛之《总括》，有宋一世，演扬长沙之学者，盖如云蒸而雾涌焉，其书多繁于仲景，其方或十百倍于伤寒，叶茂枝繁，谁怜其本之蠹耶？

迨至金元，河间刘守真出，比物立象，妙悟自然，虽其文逊于成严，成严等文辞皆负盛名，略如近代之章太炎、丁福保二公而非专医者。而精义独到，过之远甚。斥活人书阴阳之误训，三阴病为寒之错解，法眼独具，慧光炳耀，是真能窥仲师之室者。子和、震亨各袭其余绪，皆得盛名，而守真为四大家之冠者，人或以为荣，吾则以为辱焉。治医者率多文士，重文轻实。《温病条辨》汪廷珍叙曰，唯金元刘河间守真氏者独知热病超出诸家，所著六书分三焦①论治而不墨守六经，庶几幽室一灯，中流一柱。惜其人朴而少文，其论未畅，其方时亦杂而不精，承其后者又不能阐明其意，裨补其疏，而下士闻道若张景岳之徒，方且怪而訾之，于是其学不明，其说不行。不求真理，但尚文华，而真正活人之书，乃置之败篑矣。且论定为苦寒派，与张、李、朱三家等视，则意为各有一偏，不得其全者，使河间一沉而不起矣。其仲景之不幸，实亦斯民之不幸也，呜呼！虽临川葛氏雍为校正其书，谓伤寒方论自汉长沙张仲景之后唯前金河间刘守真深究厥旨，著为《伤寒直格》一书，有益于世，马宗素作《医鉴》采守真之学以驳朱肱，人亦谓其矫枉过直，各执一偏之见。

古今注伤寒者多矣，或袭成严，或依柯尤，各有所据，言皆成理，弥缝多假乎阴阳，妆点更资于营卫，实则风寒之虚实未辨，表里之处所模糊，虽知也不彻。以盲引盲久习不觉，慨大

---

① 三焦之说始于叶天士，吴鞠通作《温病条辨》遂以之篇目，谬云是河间之说，实则河间书中并无之。

论之久昏，哀瓶花之暂茂，扫云霾，涤尘垢，今其时矣，不敢
让焉。

正方学无所底，雅好思惟，生命岂轻于文采，匹夫应有所
担承，唯物之真理难诬，迷信之思想须汰，谈玄与实际有别，
形上与形下当分。且健康事业，责重我辈，日夜思之，意气风
发。不敢自慊愚鄙，爰将区区之体验所得勒为一书，名曰《扫
尘》。是非自不敢定，语言更欠谦虚，宥我罪我，无暇为计。

篇不过一十，字仅及两万，言虽下里实期有济，但愿多人
得福，岂顾一身之忧。仅掬一己之丹忱，敬承大家之郢斧。

边正方

1965 年端阳节于安徽省全椒县医院

我写了这点东西是未免太大胆了，因为它的内容是会使人吃惊的。这个问题太大了，以我这样一个微不足道的人，要纠正已往伤寒名家的某些严重错误，从而和我们现代的中医学者共同开辟一条新的道路，是令人难以相信的。这些注家都是历代的大文豪、大医家，怎好随便冒犯尊严呢？不怕人群起而攻吗？这一点我是考虑到的。确实也经过了一番思想斗争，为着亿万人民的身体健康，为着真理，为着替后来医家扫清一条平易坦直的道路，就是有人骂我狂妄，说我出风头，我都甘愿接受。

　　我大胆地指出：《伤寒论》一书虽然古今都被人承认是一部经典著作，是指导临床的好书，但它真正的伟大之处还没有人指出。它的义理也是晦涩不明的。这个责任要朱肱和成无己二人来负，主要是因为朱肱把阴阳二字误训为寒热。于是三阳为热，三阴为寒的谬解就一直传到现在，虽经过刘河间的驳斥，但始终不能根除这个祸根，直到现在还保存着。至少还留些残余。成氏是《伤寒论》的第一个注家，后来注家多数是跟着他走的，他是引用《内》《难》二经的话来证明他的论解，的确是似乎有力的，无怪后人都相信了他。但是张仲景大论是创作的。引用已往的《内》《难》二经，并不能够完全来证明他的意义。有人说大论是古经由仲景改编，这话没有一定的根据，任何人也不能下结论，总而言之大论一书是较《内》《难》更实用、更实际、更坦直的了。但就由成氏这样一来，以盲引盲地一直错了下来；当然也有一些有胆气的，聪明的，比较进步的指出了成氏的一些错误，尤其是柯韵伯，应该说是最进步的、最杰出的了。但总没有真正地揭出成氏的主要错误东西。成氏的错误路线，仍一直是被人认作康庄大道在走着。过去的人被害是无法挽回的了，我们中医学要同其他科学一样脚踏实地地废除那些玄虚的空谈，把中医学去粕存精地承继下来，从稳实的基础上发扬进步才是。

我们要知道，张仲景的思想，在那个时代里是非常进步的，他的书一点迷信色彩也没有，平坦而质朴，明白而且切实，其创造性尤为突出。前贤尊他为医圣，是一点也不过誉的。他所说的六经，虽然是本于《内经》，但他却不为所拘，而更实际、更扩大灵活地把它运用起来。也不是仅仅如陆渊雷所说的只包括那些证候群。中风、伤寒二名，他也是创造性地更实际地把它运用到全论中去，使他的文章简单而概括，而且也更纪律地一贯到底。然而不幸地被成氏所歪曲了，这是仲景意想不到的，现在把成氏最根本也最彻底的错误举例来说明一下。

第一，成氏连句子也没有读通，如论文第二条说："太阳病发热汗出，恶风脉缓者名为中风。"第三条说："太阳病或已发热，或未发热，必恶寒、体痛、呕逆，脉阴阳俱紧者，名为伤寒。"第十二条说："太阳中风，阳浮而阴弱，阳浮者热自发，阴弱者汗自出，啬啬恶寒，淅淅恶风，翕翕发热，鼻鸣干呕者，桂枝汤主之。"第三十五条说："太阳病头痛发热，身疼腰痛、骨节疼痛，无汗而喘者麻黄汤主之。"除太阳病必然所共有的恶寒发热、头痛体痛等证外，简括地来说，就是汗出脉缓者，名为中风，无汗脉紧者，定名为伤寒。试看自汗（虚）、脉缓（虚）、干呕（虚），不都是虚吗？无汗（实）、脉紧（实）、喘（实），不都是实吗？中风与伤寒分虚实，已有人说过，但不彻。不必多讲了；桂麻二汤用意是容易理解的，也不必说它了，只是"名为"二字被人所忽视了。而成氏偏把"汗出脉缓名为中风"的句子读成"中风是汗出脉缓"。这样一翻便把仲景所定的抽象名词作为了具体的病证来看待，因此下文的伤寒脉缓呢，中风脉紧呢，等等，都不好解释了。即如山田正珍，在日本注家中算是佼佼者，他对三十八条的"太阳中风脉紧"这几个字却糊涂了，说是中风当作伤寒；聪明如柯韵伯也说是"风寒不必拘"。这些就完全表明了他们对仲景中风、伤寒二名的意义都没有懂得。须知仲师首先立此二名，是作为他全论的总冒来提贯全文的，是全论之经，成氏把它只作太阳两个病证来看待，岂不害死了人。连柯氏和山田氏两个杰出的注家也不能例外幸免。所引前二条是为中风伤寒立虚实之名；后二条是桂麻二汤所隶之证。

第二，六经是全论之纬，作人体内外之分，既不离经，亦不为经所拘，是仲师的创作。不离经是常法，也就是本于《内经》；不为经所拘是变法，既是仲师的创作，也是仲景最正确的体验。因为疾病之在人体是绝不能规划它一定要照常规的。成氏专引《内》《难》经文为证，岂不大谬。试看大论中有几处引用"经曰"的，有几处谈"经络藏府"的，而表与里六经、中风与伤寒虚实则全面地普遍用到。六经证候是显示敌人所在之处，表里的深浅上下。以及敌我斗争的情况，虚实是衡量敌我力量的强弱。疾病之所以生，所以能愈与否，舍此二者，尚有何物？仲师以这两点作一论之经纬岂不直接了当。后人弄得乌烟瘴气，纠缠不清，根据其错误的理解，稍有不合便说错简，乱加删改，任意胡为，削足适履，莫此为甚。就是有点进步，有些体验，也能治好一些病，最多亦不过是枝枝叶叶、星星点点而已，如瓶中养花，毫无根干，所获甚微，所失甚大。今但举出主要两则为证，其余不必多赘。

正方幼失怙恃，早岁废学，仅在小学读了几年书。14 岁时幸蒙阿姐留养。姐丈家世业医，得入医门，不过为糊口之计。18 岁在合肥东乡大兴集开业，年少无术，谁能相信，生计萧条，遁而为僧。悠悠二十余年，但未敢有荒学业。后所住寺为军队所占，愤而返俗，娶妻生子，仗医糊口罢了。1953 年秋荣幸地参加了省首次召开的中医座谈会，深受感动和启发，才自知奋勉。一九五六年秋，蒙政府吸收入全椒县医院工作。1962年冬县卫生科举办了一所"中医学习班"，任我为教师，为诸生讲授《伤寒论》，遂收集了一些注解，曾将备课所取的材料，集为《伤寒论备讲》一书，虽某些地方也提出了个人的见解，然大多是随着已往注家的说法对付下去。事后总觉得内疚不安，因为有许多说法是矛盾的，是不能令自己满意的。乃专读经文，勤研深究，常废餐寝，今日所写的也就是我区区的心得了。正确与否不敢自定，手边参考书太少，加上我的文化水平有限，经验更是不够，希望同道大家给予指教，以便改正和提高，使我在今后能更好地为广大人民身体健康服务。

边正方

1965 年端午于安徽省全椒县医院

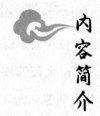

1. 伤寒与热论　说明伤寒论与热论名异而实同。伤寒者从因立名，热病者从果立名，谓因伤于寒，结果则病热。热论治法有二，伤寒治法有五，一略一详而已；一前一后，后者详于前者，乃进步之规律也。

2. 阴阳　说明阴阳二字为世间万物万事对立之统称。离开实在物质，则无阴阳。医者治病要从实际，不得有玄虚唯心之想。

3. 伤寒名义　根据伤寒例与难经及刘河间之说，以正伤寒之名。伤寒有五，其中虽有温病、湿温二名，然皆为冬伤于寒之伏气而言，后世温病家所谓温邪从口鼻而入之温疫也。六淫之邪但有火而无温，火能为病，而温不能为病也，何以故？自然界之气温若不超过人身体温过多，何能使人成病，所谓春时温气者，妄矣，以不属今题范畴之内，故不详辨，当另为文以论之。

4. 伤寒必病热，热非寒变　针对后人多谓伤寒之热乃由寒所化，根据河间明论证之事实而详辨之。

5. 风寒发阂　对中风与伤寒二名提出个人的理解，与成无己而下历代注家的解释有所不同，是与众不同的见解。并广泛引用了六经病中的条文作为证据，确认风寒二目为全论之经，而非仅为太阳篇中之二病。

6. 太阳四病名义　重复申述了风寒二目为一虚一实之常，并说明温病与风温二名之变，更提出风温又为温病误汗之变，而非外来之风。

7. 表里上下寒热深浅病机大略　引用经文证明表里与上下同行，非如温病家所说之"三焦论治"为温病家所始创。以及寒在何处、热在何处，为病之深浅机变情况。

8. 六经脉因病证治方大略　把经文系统、概略地加以联贯，使伤寒六经之论脉络鲜明。

9. 伤寒变证治方大略　把经文系统、概括地加以联贯，使伤寒六经误治后之变证脉络鲜明。

10. 伤寒总持　指出万病皆邪正相争之表现。伤寒总持之法，即万病总持之法也。总持云何？一纲二目，一纲即名曰伤寒是也。二目即风与寒二名是也。所谓二目者：从太阳至厥阴皆普遍以之为目也，更历举六经条文以证明并非杜撰。历来诸家都不甚明确，特为提出，供大家研究，以求对伤寒一论得到进一步理解，更好地为广大人民身体健康服务。

目 录

第一章 伤寒与热论

热病之成由于伤寒也

《伤寒论》，仲景之书名也；"热论"，《内经》之篇名也。或谓仲景书之六经，袭《内经·热论》之名，而不同其义，甚或谓阴破其义，章太炎《猝病新论》有此语。亦能持之有故，言之成理，然仲景自序明谓撰用《素问》，而反阴破其义，有是理乎？将何以量仲景之人格耶？《内经》曰："今夫热病，皆伤寒之类也。"又曰："人之伤于寒也，则为病热。"分证为六经，三阴三阳。立治有二法，汗下。义奥而文简，仲景盖申而详之也，曰伤寒者从因立名也，以热病之成，由于伤寒也。

伤寒治法

治法有五，汗、吐、下、和、清也。夫《热论》之汗法，即包括仲景之吐、汗也，盖皆从表从上而解之谓也；下与清皆所以从里而解也。综言之，即外寒应从表解，里热应从清下也，和者合表里而兼治之也。

三阴之表药

或曰："仲景有四逆、真武之温法，谓之何耶？"曰："乃三阴之表药也。病至三阴，必其人阳气素虚。" 阳虚则不能卫外，如国家无国防之军，或有亦甚弱，则敌人可深入直捣焉。后人谓三阴直中者，即此类也。若虽有国防而力不强，不足以拒敌，则敌可渐次深入于里，即传经而入三阴之谓也。故后人有谓三阴皆直中，非也。谓必由传经而入，亦非也。非姜附不足以深入助阳而发之也。正如邪在肤表者必麻黄，肌表者必桂枝，肌里者必葛根、石膏，在躯壳与藏府之间者必柴胡也。

结语

所以仲景之《伤寒》即《内经·热论》之详文，《内经·热论》即仲景《伤寒》之简篇也。而仲景之论，乃祖述《内经》者，尚有何疑耶？特仲师不为所拘耳，亦即仲师之创作也。乃直接适用于临床，而不谈五行，则尤为突出者。

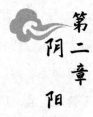

阴阳乃万物得名之始

老子曰："无名天地之始，有名万物之母。"其言尚矣。盖阴阳者，实万物得名之始也。名者实之宾也。有物矣，则必有名。故阴阳者，亦为名之纲纪，为人类对万物之最初概念，即先古认识自然之基础也。如天之概念则为阳，地之概念则为阴；晴为阳，则雨为阴；热为阳，则寒为阴；乃至火为阳，水为阴；高为阳，低为阴；刚为阳，柔为阴；外凸为阳，内陷为阴。于是以人而言，头为阳，足为阴；身外为阳，体内为阴；背为阳，腹为阴；气为阳，血为阴；男为阳，女为阴，等等。由此类推，凡一切万事万物皆可以相对用阴阳二字以名之，以指导吾人最基本之概念。又如《内经》言脉所谓"去者为阴，至者为阳；静者为阴，动者为阳；迟者为阴，数者为阳"等，皆是也。

伤寒热病之三阴三阳

伤寒热病之三阴三阳者，乃人身经脉循行部位有表有里也。

在表者曰阳，在里者为阴；该上下言之。以藏府^①论，则藏为阴，府为阳也。皆相对而立阴阳之名，非脱离物质而别有阴阳也，无实则无名焉。故经脉循行手臂之外者，曰手三阳经，循行于手臂之里者，曰手三阴经；足之三阳三阴，循行于足腿之表里者亦然，则名足三阴、足三阳也。而体表之经络，又各本于体内之藏府，于是人之躯壳与藏府，内外得相关连。故外邪侵入，初由经络，深则及于藏府，而藏府有病，外亦能形于经络矣。医者诊病处方乃有所据焉，故前修谓："不明六经，举手便是错也。"若谓凡病皆按藏府顺序而进则拘矣。

活人书误训阴阳

《活人书》训阴阳为寒热，河间驳之，至为明确。而后人偏不能信，以致注解纷出，类多相背。而三阳为热，三阴为寒之说，至今仍脍炙人口，古今来误人多矣，病者何辜，遭此荼毒，思之恻心。

夫手足三阴行于手足之里，手足三阳行于手足之外，岂吾人手足之背皆热于手足之掌乎？岂六府皆为热，而五藏皆为寒乎？男子为阳，女子为阴，岂男人之身皆热于女人之身乎？必不然矣。不知水火寒热，相对可以阴阳概之，然阴阳不专为水火寒热而设，乃普遍适用于一切事物之相对也。河间曰六经之阴阳，在人身只作表里，不能作寒热解是矣。而凡在气血寒热表里及一切事物之外，欲觅所谓阴阳者，不可得也。谓阴阳能

---

① 张仲景所用藏府是从功能而言，非实体之五脏六腑。只有用原来的"藏府"表达才能有助理解。在《伤寒扫尘论》中不用简化而变异的"脏腑"。

生万物者，亦仅指寒温燥湿等气候而言，非离物质而外，别有阴阳也。无实在之物，阴阳之名，将何所副乎？后世医者多受后世道教玄虚之影响，故多做唯心之论，是当深恶痛绝者也。

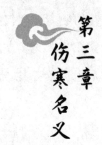

伤寒正名

晋太医令王叔和者，仲景后一人而已，观"伤寒例"一文可知焉。厥后唯河间刘完素，能明其奥旨。伤寒例曰："冬时严寒，万类深藏，君子固密，则不伤于寒，触冒之者，乃名伤寒耳。"此伤寒之名，所以正乎？又曰："中而即病者，名曰伤寒。不即病者，寒毒藏于肌肤，至春变为温病，至夏变为暑病。暑病者，热极重于温也。"成无己注云：《内经》曰'先夏至日为温病，后夏至日为暑病'，温暑之病，本伤于寒而得之，故太医均谓之伤寒也。"《难经》云："伤寒有几？曰有中风、有伤寒、有湿温、有热病、有温病。"河间曰："一切内外所伤，具有受汗之病，通谓之伤寒，今春温，夏热，秋凉，冬寒。是随四时天气所感轻重，及主疗消息不等，合而言之则一也。冬伏寒邪藏于肌肉之间，至春变为温病，夏变为暑病，秋变为湿病，冬病为正伤寒，冬冒其气而内生怫热，微而不病者，以致将来阳热变动，或又感之而成热病也。""因伤寒而成汗病，与夫四时之病名有异，而皆本于伤寒之义可知焉。故病有五，而统名曰伤寒也。"

伤寒与温与疫不可分

或谓温病乃温邪从口鼻而入，如叶、吴等人。或谓疫气为病，与伤寒热病本不同科，如雷少逸《时病论》所云。"伤寒例"谓是：四时不正之气，或为冬温，或为寒疫者是也。今皆属之传染病，然则伤寒与温病或温疫皆格格不相入矣。云何仲景自叙乃谓："余宗族素多，向余二百，建安纪年以来，犹未十稔，其死亡者三分有二，伤寒十居其七。"如此病死情况，非疫而何？伤寒与温与疫分家是不可矣。

热化寒、寒化热之误

既伤于寒，则必病热，故《内经》之热病，即仲景所论之伤寒也。然则所伤为寒，何以必病热耶？或曰："先本伤于寒，寒极则化热，故病热也。"是有所本。《素问》有"寒极生热，热极生寒"之语。如张隐庵注云："阴寒阳热，乃阴阳之正气，寒极生热，阴变为阳也。热极生寒，阳变为阴也。"马元台注云："故阳化万物之气，而吾人之气由阳化之，阴成万物之形，而吾人之形由阴成之，是以吾人有寒，寒极则生而为热，如今伤寒而反为热证者，此其一端也。吾人有热，热极则为寒，如今内热已极，而反生寒栗者，此一端也。"夫热化寒，寒化热之论，几乎互塞于古今，伤寒病热之理，乃一晦而不明，怆矣哉，亿万人之生命也！

河间之正见

若诚如此说，仲景之书何无一字及之乎？唯刘河间谓：寒极化热者，如水之成冰，乃物极而有胜己之化，由水寒已极，而有坚化，坚者土也，土可制水，乃亢则害，承乃制之义。热极化寒者，乃火热极而从水化，如人感冒风寒，则内热难出，热甚则涕泪出也。又如以火炼金，而成流液，亦火极而从水化也。非是水能真变为土，而金能真变为水也。冰遇热则仍复为水，而金之流液遇冷则仍复为坚金。但因其义未抄其文。此解差近之矣。

张马之注，皆形而上学，岂司人命者所宜有耶？夫北极，寒之极矣，为时亦不知几亿万年矣，请问何时化热乎？世间万事万物中能举出一例与其说相通乎？简言之，火之热极矣，岂能转化为冰寒乎？冰之寒极矣，岂能转化为火乎？虽雄辩者，不能保其宗矣。而马注尤为谬甚，岂吾人之身皆寒乎？至于内热已极，而反生寒栗者，河间谓是："热极而有寒化，亦根于亢则害，承乃制之义。"实则人身热甚，则与身外之凉空气不洽，如烧热之灯罩，洒以热水则无恙，沾之冷水则爆裂也。又如人身之患疔肿，热不甚则敷之以冷物即和，若热太甚者，以热敷之则和，以冷敷之则痛如刀刺是也。热敷者是以寒性之药加热敷之，非用热性之药也。如河间谓：从治者，是治热病以寒凉之药服之，因热与热不相忤，迨入腹后，则热去而寒性发作，用热性药为引者非也。但引其义，未抄原文。正如伪装敌人，混入敌阵，而后歼敌者，同一法也。若所使者真是敌人，则适所以资敌耳，歼敌云乎哉。或又曰：河间之言，未必全合经旨。余曰：如君言则《内经》之语，或有误也，以寒之本身不能变热，而热之本身，亦不能变寒故也。古人之言，又岂能但有是而无非耶？若病本热而变寒，病本寒而变热者，皆药之误也。河间语。如其人病寒三分，而以十分之热药投之，则三分之寒去，而尚余七分之热为病矣。若本有三分之热病，而以十分之寒药投之，则三分之热去，而尚多七分之寒为病矣。试以物为比，水原是冷，若以火煎之，适中则为温，<small>洽中其病则愈</small>。再煎之，甚则沸焉。<small>不病寒反病热矣</small>。若不加以火，水之本身岂能自温，乃至沸耶？理不难明，特人皆不知思耳。或问湿热病岂非水寒化热乎？答曰：正如上例，乃人身之郁热，蒸灼其所病之水而使之热也。

寒为外邪，热为正气

夫寒者，乃六气之一也，亦为四时邪气之统称，古人所以皆将四时之邪，统名之曰伤寒也。唯冬令尤为酷烈焉耳。然既伤于寒矣，何以必病热耶？夫寒者，外邪也；热者，人身之正气也。生生不息，即所谓活力也。外邪来侵，必起而抗之，即所谓抵抗力也。如来侵之敌强，则抗敌之师必雄，故恶寒甚，发热亦甚也。邪犯皮毛，如敌人之初犯边境，正师迎击，必开赴边疆，即所谓热在表也。寒在里者，可知热亦被迫而更在里也。热被迫在里，不能外达，故不云发热也，乃至有厥逆之证。如敌盛正弱，则表现为寒多热少，病即难愈。若正盛敌弱则表现为热高于寒，则病易愈。故《针经》曰："多热者易已，多寒者难已。"

少火生气，壮火食气之解

仲景曰："伤寒病厥五日，热亦五日，当复厥，不厥者愈"。或曰："有寒去而热不退者何也？"曰："《素问》有言'壮火食气，气食少火，壮火散气，少火生气'。"

冯楚瞻曰："诸证不论虚实，未有不发热者，然此热非从外来，即我所仗生生之少火，有所激而成壮火，为壮热也。壮火即由少火之变，少火非火，乃丹田生生真元之阳气，一呼一吸，赖以有生。《经》曰'一息不运，则机缄穷'。故此火也，气也，为生身之至宝，是真阳之宗也，元气之本也，化生之源也，生长之基也，命门坎宫是其宅也，蒸腐水谷，化生津液，得其平则安其位，万物泰然；失其平则离其位，而为壮火，反为元气之贼，浮游乎三焦，蒸灼乎藏府，炮炽乎肌肉，而为病矣。"

周慎斋曰："火在丹田之下者，是为少火，少火则生气，离丹田而上者，是为壮火，壮火则食气，生气之火，是为真火。"盖狙敌者莫如兵，而兵乃凶器也，当向敌之时，实有捍卫国家，保障人民之用；倘一有变，则难戢而反为患矣。理岂有二致耶？但冯周二氏之说，未免尚有所偏焉。盖《经》言壮火，是已成之邪火，非遍指离开丹田之火。若丹田之火丝毫不出，何以起生生之用，或作抗敌之力耶？是在用之当与不当耳，岂抗敌之师，出而皆必为变者乎？而医者之责亦重矣。

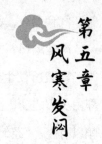

中风、伤寒统贯六经

人皆知中风与伤寒为太阳病之二目矣，不知此二目乃统贯乎六经者也。何以言之？成氏执风执寒，胶固已甚。后世注家或谓风寒不可分；或谓风为寒之动气（张隐庵等）；或谓风寒本一气，在所感者之体气虚实而有中风伤寒之别（山田氏等），等等，较之成氏则皆有进。而虚实之分，尤可尚焉。然皆局限于桂麻二汤，是仍不明全论之大旨者也。或曰：古今注家，无虑百数，或韦编三绝，或竭智数十年，皆能钩玄摘要，炳耀医林。汝今少之，得毋言大而夸耶，其谁能信？曰：是有证在。

太阳病之中风、伤寒

太阳病发热恶风寒，头项强痛，脉浮，是中风伤寒二病之所同也。汗出脉缓与无汗脉紧是风寒二病之所异也。一虚一实，义不难明。故论曰："太阳病发热，汗出恶风脉缓者，名为中风。太阳病或已发热，或未发热，必恶寒，体痛呕逆，脉阴阳俱紧者，名为伤寒。""太阳中风，阳浮而阴弱，阳浮者热自发，阴弱者汗自出，啬啬恶寒，淅淅恶风，翕翕发热，鼻鸣干呕者，桂枝汤主之。""太阳病，头痛发热，身疼腰痛，骨节疼痛，恶风无汗而喘者，麻黄汤主之。"虚实攻补，其义易明也。

若脉证皆属伤寒实证，自应攻其表而发其汗矣。然若冠以中风二字，则不得而纯取攻法，必以桂枝之补法兼之矣，如大青龙汤证是也。若兼见桂枝之脉微弱汗出恶风者，则大青龙亦不可服矣。论曰："太阳中风，脉浮紧，发热，恶寒，身疼痛，不汗出而烦躁者，大青龙汤主之。若脉微弱，微弱乃无力之象与缓同。汗出恶风者，不可服，服之则厥逆，筋惕肉瞤，此为逆也。"

若脉证皆属中风，自应以桂枝助之矣。然若冠之以伤寒二字，则亦不得纯采桂枝之法，必兼用麻黄以发之。亦主以大青龙汤，故论继之曰："伤寒脉浮缓，身不疼但重，乍有轻时，无少阴证者，大青龙汤主之。"无少阴证者，兼前条而言，以大青龙基本上为麻桂二汤合剂，皆所以解表者。上条有烦躁，此条有身重，故加石膏，若有少阴之里证，发之则为逆矣。张隐庵驳成氏，伤寒脉紧，中风脉缓之说，乃谓伤寒亦有脉缓，中风亦有脉紧者，亦大失仲师之意矣。不知中风是一证，脉紧又是一证，不能联读。伤寒脉缓亦然。彼之失，盖坐在不知中风伤寒立名之意耳。如此一错，全部注文皆随之而错矣。惜哉数十年之苦功夫也。

又复当知，桂枝证所举脉缓者，以其人本虚，虽邪气在表，而抗敌之师弱，弱故鼓动之力微，其脉自不能如紧之有力，而反为缓矣。故但见脉缓，即与中风同法。恶寒与汗之有无，不必求其全矣，亦如柴胡证之但见一证便是，不必悉具同。故论曰："太阳病外证未解，脉浮弱者，当以汗解，宜桂枝汤。"此证无汗，可知意只在脉弱为虚，不在有汗无汗也。下文继之曰："太阳病脉浮紧，发热身无汗，自衄者愈。"上文不言中风，而以脉弱即作中风论。此条不言伤寒，而以脉紧即作伤寒论矣。伤寒为实，故自衄者愈。以虽未服麻黄而邪自能从血而泄，与从汗泄等矣。又曰："脉数者，法当汗出而愈。"可见数与紧皆实证，有力脉之表现也。又曰："脉浮紧者，法当身疼痛，宜从汗解之，假令尺中迟者，不可发汗，何以知之，然以荣气不足，血少故也。"又曰："脉浮者，病在表，可发汗，宜麻黄汤。脉浮而数者，可发汗，宜麻黄汤。"等等。夫迟亦与缓弱等矣，盖皆代表为虚证耳。数与紧同，皆有力之实证耳，仲师一再叮嘱，后人不明其意，但在有汗无汗、恶寒恶风上打圈子，辜负仲师一片婆心，可慨也夫！

阳明病之中风、伤寒

论曰："阳明病中风，口苦咽干，腹满微喘，发热恶寒，脉浮而紧，若下之则腹满，小便难也。"言阳明病，虽有伤寒之实证、实脉，而本为中风虚证，亦不可下，冠以中风二字，即指其人本虚也。又曰："阳明病，若能食名中风，不能食名中寒。"中与伤同，仲师互言，不必强分伤与中也。虚则自能食，所以名中风。实证自不能食，所以名中寒。仲师本虚实而立中风伤寒之名也如此。其不专为太阳设者明矣。又曰："阳明病脉浮，无汗而喘者，发汗则愈，宜麻黄汤。"阳明病虽较太阳病为里，然脉浮欲从表解，无汗而喘，实也。故以麻黄汤发之，用桂枝则有实实之过矣。

少阳病之中风、伤寒

论曰："少阳中风，两耳无所闻，目赤，胸中满而烦者，不可吐下，吐下则惊。"言中风者虚也，故不可攻以吐下之法，犯之则虚虚。又曰："伤寒脉弦细，头痛发热者，属少阳，少阳不可发汗，发汗则谵语，此属胃，胃和则愈，胃不和则烦而悸。"脉证皆属少阳，何以汗之则谵语，且云此属胃，胃和则愈耶？盖皆因于所冠之伤寒二字耳。伤寒为实，虽有少阳之见证，仍当从胃不和为治矣。虽未出方，非调胃承气而何？然何以不能成实为大承气证耶？以脉弦细属少阳故也。与大青龙汤法同一理也。仲师虚实之辨，精确如此。

太阴病之中风、伤寒

论曰："太阴中风，四肢烦疼，阳微阴涩而长者，为欲愈。"中风虚证，脾阳弱矣，阳气不能充于四肢故烦疼，阳微阴涩皆为虚象，若能长者，是阳气虽弱而尚能鼓发，故为欲愈，即"阴证见阳脉者生"之义也。又曰："太阴病脉浮者，可发汗，宜桂枝汤。"但言脉浮，而未能长，其阳气不足可知，服桂枝汤以助之。

少阴病之中风、伤寒

论曰："少阴病，脉紧，至七八日自下利，脉暴微，手足反温，脉紧反去者，为欲解也。虽烦，下利必自愈。"少阴在里，而见有力之紧脉，其为伤寒实证可知也。经过七八日之战斗，邪乃自下而遁走，正气自敛，故脉暴微，微者敌溃而正伤也。手足反温，则示能恢复其正阳之气，而解其四逆之病状，其为欲解何疑。脉紧与太阴之长同，然又多暴微，与手足反温一义，以少阴比之太阴则更在里，战斗既烈于太阴，虽胜而不能无伤故也。但见四逆反温，则为正气恢复之兆。仲师虚实轻重表里之精辨又如此，能不使人拜倒耶？但惜人皆不知之耳。

厥阴病之中风、伤寒

论曰："厥阴中风，脉微浮为欲愈，不浮为未愈。"厥阴在里之虚证，但脉能浮，则正阳之气尚能发越，故为能愈，与太阴之阳微阴涩而长者同义。是知仲师之中风伤寒，一虚一实二目，非专为太阳设，而实为全论做标准也。明乎此，而释其全论，如庖丁之解牛矣。

结语

仲师往矣，其书之传于世者，亦近二千年矣！而其义理迄未能明，尊经者，牵强附会。师心者，任情错改。注者愈多，其理愈晦。学者尽立于歧途。病人多罢乎灾难矣，悲夫！

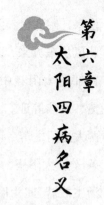

明虚实，别常变

太阳篇第二条曰："太阳病，发热，汗出，恶风，脉缓者，名为中风。"第三条曰："太阳病，或已发热，或未发热，必恶寒，体痛呕逆，脉阴阳俱紧者，名为伤寒。"第六条曰："太阳病，发热而渴，不恶寒者，为温病。若发汗已，身灼热者，名曰风温。"试一气读之，仲师首立此四病之名，所以明虚实，中风为虚，伤寒为实。别常变也。中而即病为伤寒，中而不即病为邪气内伏，至春变为温病等。前二病为常，后二病为变也。而前三云"为"，后一则云"曰"，"曰"者，由温病而又变之为风温，是又有亲疏之别焉。仲师之意深矣哉。其语之谨慎细致，无以加矣，是在熟读深思，庶得而体会之也。

风无方向之分

后世一见风字，便与寒字对立，尤其温病家喜在这上面做文章，如吴鞠通辈。彼之言曰："虽《伤寒论》中亦言中风，此风从西北方来，乃觱发之寒风也，最善收引，阴盛必伤阳，故首郁遏太阳经中之阳气，而为头痛、身热等证。太阳，阳府也。

伤寒，阴邪也。阴盛伤人之阳也。温为阳邪，此论中亦言伤风，此风从东方来，乃解冻之温风也，最善发泄，阳盛必伤阴，故首郁遏太阴经中之阴气，而为咳嗽、自汗、口渴、头痛、身热、尺热等证。太阴，阴藏也，温热阳盛，伤人之阴也。阴阳两大法门之辨，可瞭然于心目间矣。"试观《伤寒论》第三十五条曰："太阳病，头痛发热，身疼腰痛，恶风无汗而喘者，麻黄汤主之。"此为麻黄汤立传之首条，无汗是寒邪外郁，喘是肺热难泄，仲师之太阳，岂单指项背而言耶？仲师所云风，岂指西北来者乎？阴气被郁是成咳嗽、自汗、口渴、头痛、身热等证耶？阳气被郁，症状皆与此相反耶？今仲师云："太阳病发热而渴，不恶寒者，为温病；若发汗已，身灼热者，名曰风温。"云："此风又从何方来？"

太阳四病之本义

此证虚即以中风名之，证实即以伤寒名之，不恶寒但发热而渴，是无即病之新感表邪，而为伏气内发之温病矣。发汗已，温热应随之而解，而反身灼热者，是病甚，而又非新感外邪，故虽汗亦不能解矣。实非初病，乃误汗后津伤而为虚，与上之中风义同，故复名之曰风温。非外来之风邪。前三是因其初患之证状而名，后一是由他病转变而立名，故前三云"为"，后一则云"曰"也。仲师用语之轻重如此，治法则一本于虚实寒热深浅焉，初不受病名之约束也。然中风为虚，伤寒为实，今太阳为表病，表虚故自汗恶风，表实故无汗而恶寒，表虚故脉浮而缓，表实故脉浮而紧，中风伤寒盖从虚实而定名焉。

对于风、寒之误解

成无己拘拘于风伤卫，寒伤荣，伤寒必恶寒，中风必恶风，寒性劲急则脉紧，风性解缓则脉缓。张隐庵引论文以驳之，乃体无完肤矣。然张氏谓："寒为太阳之本气，风乃寒中之动气，阴邪伤阴，正邪同类，两不相抟击，其脉则紧。"亦呓语耳！夫风寒不可分，有风则必寒，暑热天之风不寒者，以暑热副之也，久吹则热亦降矣，是可为物证，故谈玄妙徒增笑柄耳。但为虚实之别耳。有风方怯寒，谓之恶风；无风亦畏寒，则为恶寒是也。以外邪初犯在肤表，略深则为肌表，如其人本强，敌初犯边，即迅速迎敌于最外而有力，故脉见浮紧；其人本虚，邪入略深，而及于肌腠，虚则迎敌之师无力，故脉见浮缓。岂外来之寒邪，能主现人身内血气之状哉？观桂枝麻黄二汤之法，一为温阳以解肌，一为泄肺而开毛窍，一补一疏，虚实之治，其义显然。岂能捉风捕影胡为哉！

温病与风温之治法

温病、风温皆不出治法者，亦只是名为某病，名曰某病之，但从现征立名耳。治皆同于伤寒者也。伤寒之法，通用于百病，而况温病风温，皆隶于伤寒者耶？近人陆渊雷《伤寒论今释》以细菌病毒立论，又引古所谓时行天行，及今之流行性热性病而议之，思想可谓进步矣。然彼所云，实皆伤寒例所谓之时疫，本不与伤寒同科。雷少逸《时病论》已辨之甚详。陆氏但热于时髦而不知其一错到底也。且引苛毒之言，依《说文》"苛为小草"之译，遂谓小草，即今之所谓细菌，为其说作依据。夫《经》所称之"大风苛毒"，明是偶辞，如暴风急雨，罪大恶极等同一句法，虽《说文》有此解，此处岂能适用？牵强附会，乃至于此。菌之一字，早见于《庄子》，一曰："朝菌不知晦朔。"指地蕈；一曰："蒸成菌。"言菌之由蒸而生，蒸是言热与湿合，且医书有湿热生虫之说，舍菌而用苛何也？更可证陆氏之误。荀子曰："必也正名乎"。名且不明，义于何有？成张二氏之所以纠缠不清者，皆坐在不明仲师立名之意耳。二氏皆大家，声威所被，罔不披靡，后之习《伤寒》者，岂不危乎哉？

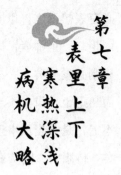

第七章
表里上下
寒热深浅
病机大略

热深厥深之义

热深厥深，乃《经》论辨寒热深浅之奥旨。世人每见伤寒发热，便谓为寒从热化，或谓寒已化热；热少者，则谓一部分化热；无热者，则谓为纯从寒化，皆不明伤寒之病机者也。

表里深浅之病机

夫热岂能化寒，寒又岂能化热乎？即使有之，亦药之误耳。详见伤寒必病热，热非寒变篇。夫厥深热深者，乃寒邪内迫已深，而热之被遏亦深也。故邪之入阴，轻而浅者，手足尚温；太阴。较深者，则四逆；少阴。至深者，则为厥。厥阴。仲师之法从表入里，从阳入阴，寒热浅深，次序井然。成无己《明理论》对此论辨亦明，特有迷于寒化热、热化寒之说，未免有邪正不分之误，是可惜也。然迷于此说者，又岂止成氏一人已哉。悲夫！

故仲师所谓里有寒者，即寒邪内侵入里之谓。此所谓里，乃对三阳之表而言之也；非谓里有寒，即里无热也。设人之正阳亏损已极，则乃为纯阴无阳，必死矣。譬如太阳有表寒，则必有表热继之，以既有邪侵而有表寒，如敌人犯边，正师必起而拒之。正师者，即吾人正阳之气也，即所谓抵抗力也，故寒后则必发热矣。一战而正胜邪败，则班师献捷，在病则为寒去而热退也。设有不当，则反戈相向而称变，在病则为寒去而热不退，是又当从事于清抚矣。寒去热存，热非寒之所变也亦明矣。传阳明，则从表入里，初在肌肉；肌肉者，阳明之所主也，在经则壮热，入府则内结而为承气证矣。设不入府而传少阳，则是由肌肉渐入于躯壳藏府之间，是为半表半里之柴胡证矣。不已则传之太阴，不已则传之少阴，不已则传之厥阴，此传经由浅入深，由三阳而三阴之常法也。设太阳病时，阳明不受邪，而少阳正虚，则可经传少阳，是为太少二阳并病。其于阳明也亦然。或无太阳病，而初得病时，即为少阳者，亦有之。乃少阳素虚，邪气直从两胁来犯，两胁者，少阳之分野也。初得病即为阳明者，亦有之，则为阳明本虚，或胃中有食未消，寒邪直犯于脘，脘者阳明之分野也。然初得病，常为太阳，故仲师首论之，言其常，非言其变也。三阴病亦然，或由三阳传入，或邪气直中于三阴焉。如直中于腹，则为太阴，少腹则为少阴，胁肋则为厥阴，皆以其分野之处而病其经络藏府焉。此言邪之从表入里，从浅入深，或直中之大略也。

上下深浅之病机

上下者，邪气从上而下入也，与从表入里之理同。上即是表，下入者，非里而何？如病感冒，冒者帽也，首领之所戴也。邪初犯于头面，头者太阳之所主也；面者，阳明之所主也。其证状为或有汗或无汗，头痛，鼻塞，声重等，甚者发热恶寒，皆大都等于太阳之为病也。不过太阳伤寒偏重于人身之背，故略深渐下则为腰脊疼痛，属桂枝加葛根汤证，或全为葛根汤证矣。若阳明之证多，或全属于阳明，则为阳明病矣。感冒之病则偏重于人身之面，面者阳明之所主也，亦略兼乎太阳，以兼有头痛一证可知焉。下之则入胸，胸者肺之宅也，犯之则肺病，而咳逆气喘等证见焉。麻黄证亦有之。再下则为脘，脘者胃之宅也。犯之则胃病，呕呃便实等证见焉。桂枝证鼻鸣干呕亦言表而兼上也。侧下则为胁肋，胁肋者肝脾之宅也。犯之则为病，偏于肝则厥逆上气风火等证见焉。偏于脾，则腹胀自利等证见焉。直下则为少腹，少腹者肾之宅也。犯之则肾病，欲寐、自利、四逆等证见焉。又心为君主之官，包络隶焉，三焦为上下藏府与人身之连络，津液赖之以输布，元气倚之而周流，藏府诸病，皆可影响及之。而胆又隶属于肝，乃至表里之相互，藏府之相连，生克之机制，顺逆之传递。人身体质不同，病机千变，或中途再召他因，则更难于逆料，是在医者一心之妙用耳。温病家以三焦论治为别创，又岂越乎表里者哉？若斤斤于门户，横竖皆成定律，各不相通，甚或刻方以限病，其不动成凿枘者鲜矣。此但言其大略焉耳。

六经者，人身上下表里深浅分证之界划也。脉者，人身气血对抗外邪之反映也。因则为寒，病则为热。证者，明证其属于何经之病，乃论治而处以方药焉耳。三阳为表，三阴为里，太阳为表中之表，少阴为里中之里，厥阴为里将出表。

太阳脉因病证并治

太阳病，有中风，有伤寒，皆脉浮头项强痛而恶寒，可见以下恶风恶寒不必强分。是其同也。中风则发热，汗出、恶风、脉缓。伤寒则或已发热，或未发热，必恶寒，体痛呕逆，脉阴阳俱紧，是风寒二病之所异也。实则最主要之分，乃在有汗、无汗，脉缓、脉紧，以定虚实浅深耳。虚实浅深之理详四病名义篇。麻黄证为实，为表中之至表，桂枝证为虚，为表中之里。与麻黄证对比。虚故以桂枝之温阳解肌；实故以麻黄之开窍泄汗为治也。

阳明脉因病证并治

寒邪初犯为皮毛，略深则入经，主方为桂枝加葛根汤。盖经脉与肌腠相接，故于桂枝汤中加葛根以通经也。如太阳阳明，然已传阳明而又未全离太阳也。再深则全属于经，经，盖行于肌肉之中者，故主以葛根汤。而肌肉为阳明之所主，葛根既通经脉，又能宣达阳明而发肌肉，所以后人有谓葛根为阳明经证之主方者，有谓为太阳经脉药者，互相争执，实则皆有之矣，何争为？故太阳阳明亦主以葛根汤也。入府则为三承气证。留于肌肉，则为茵陈栀子等发黄证矣。

少阳脉因病证并治

设太阳病不传阳明而传之少阳者，阳明正气盛而少阳适虚。则为太少二阳并病。如论曰："伤寒六七日，发热微恶寒，支节烦疼，微呕，心下支结，外证未去者，柴胡桂枝汤主之。"皆太少二阳共有之证。心下支结者，少阳病也。以太少二阳之病互见，故以柴桂二汤合而用之也。若往来寒热，胸胁苦满，默默不欲饮食，心烦喜呕，或胁下痞硬等证见者，乃全属少阳，则主以小柴胡汤矣。然又当知小柴胡是为少阳虚实兼证而设也。何以言之？盖论曰"伤寒中风，往来寒热"云云，首冠以伤寒，又继以中风二字故也。虚则宜补，方中人参、甘草、大枣是也。实则宜发，柴胡、生姜是也。三焦为水气出入之所，病则热滞而为痰，化痰宜半夏，清热则宜黄芩也。少阳病未罢，误治而内传于阳明胃府，则谓之少阳阳明。如论云："少阳阳明者，发汗利小便已，胃中燥，烦实，大便难是也，则属于大柴胡证矣。"

三阳合病脉因病证并治

又有三阳合病者，如论云："三阳合病，腹满身重，难以转侧，口不仁，面垢，谵语，遗尿，发汗则谵语，下之则额上生汗，手足逆冷，若自汗出者，白虎加人参汤主之。"此条，注家见解各各不同。《医宗金鉴》谓："必太阳之头痛发热，阳明之恶热不眠，少阳之耳聋寒热等证皆具也。"曹颖甫谓："此条为阳明经证，三阳合病四字，乃属下条，错简于此。"山田氏则谓：发汗则谵语后，似脱一甚字。颇是。又引《伤寒发秘》曰："白虎汤主之，五字，当移遗尿句下，惟忠氏谓'以其邪之炽于二阳，《素问·阴阳别论》云，二阳阳明也。不宜发汗，不宜下，故挫其势于里者也'。"余意以为此三阳合病之证状，乃为外寒既解之后，正阳极盛而为变，乃飞扬跋扈，而燎炽于三阳之地。夫壮火食气，气伤则其腹热满，精神大衰，不胜其身，则身重而难以转侧，口不仁、面垢、谵语，皆三阳热盛所表现者。气伤不能固摄，故遗尿。发汗则更伤阴液，液愈伤而谵语益甚。上段云谵语，下段又有谵语者，是由汗后谵语又加甚也。下之则阴益伤，而阳气浮越，故额上汗出。手足逆冷，则邪热向里，为难治。若自汗者，是其热自能外泄也，故可治。用白虎加人参以清抚其余孽，而补其已伤之气血，于是收邪去正复之效矣。隐庵谓："三阳合病，在太阴所主之地中，外肌肉而内坤土，是以见在内之腹满，在外之身重。"若然者，论何不属之于太阴病乎？且既因太阴湿盛而使之腹满身重矣，而用白虎加人参，岂理也耶？前贤如此模糊，可慨也夫！然太少二阳，经传为多，少阳阳明，则由误下入里者，以少阳居半表半里，在躯壳与藏府之间，向里则阳明胃府，从表则太阳，层次固然耳。

太阴脉因病证并治

再入则为太阴，其证为："腹满而吐，食不下，自利益甚，时腹自痛，若下之则胸下结鞕。"夫太阴内本于脾，外主四肢与肌肉，在三阴为最外，设病浅者，可以自愈。如论云："太阴中风，四肢烦疼，阳微阴涩而长者，为欲愈。"中风，言其表虚也，四肢烦疼，正阳未亏，而入于所主之四肢。阴阳之脉虽微涩，而长则为正气不衰，故为欲愈。故下条继之云："太阴病脉浮者，可发汗，宜桂枝汤。"邪入太阴，其脉本不当浮，今脉浮，是知正气足有抗敌之力，已追亡逐北，达于边境矣。增其兵力，一鼓而敌必溃，桂枝汤岂非所宜耶？所谓"阴病见阳脉者生"，此其例也。

少阴脉因病证并治

再入则为少阴，其证为："脉微细，但欲寐。"寒入已深，正阳被遏，故其脉微细，正阳被遏而寒邪气盛，精神为之不振，故但欲寐也。邪不在表，正气已虚，不可汗下。故论曰："少阴病，脉微，不可发汗，亡阳故也。阳已虚，尺脉弱涩者，复不可下之。"若其人之正气足，则终必战胜入里之寒邪，战胜之兆云何？手足温是也。若过温而为热，则膀胱合之，必便血矣。是知阳气太甚，虽足以克敌，而逞其盛张之气为变，其害亦大焉。然可治而愈也，应属之桃花汤矣。相反，而手足逆冷，恶寒身踡而利，为不治者，以其为寒邪所困，仅有正阳之气，亦从下而出走，外厥内竭，不死何待？吐痢烦躁，四逆者亦死。以其正阳之为邪所困，正阳之气，半求出奔之路而为吐利，半且称变为贼，故心烦肾燥，不死又何待乎？如明朝末年局势。诸凡此类，不必枚举。世谓少阴皆虚寒之证，不知不虚则寒焉得入里而迫少阴，而谓皆寒无热者，悖经旨矣。病属少阴，在里之证，而反发热者，是正阳之气足，但脉沉者，是虽欲外达，而力有未迨，当助其阳热之气以发之，于是有麻黄附子细辛汤之设也。但又须无里证者方可，故论云："少阴病，始得之，反发热脉沉者，麻黄附子汤主之。"可见附子是发阴病在里之寒邪也。下条继之云："少阴病得之二三日，麻黄附子甘草汤微发汗，以二三日无里证，故微发汗也。"少阴病，本不可发汗，今则微汗之，可见正气不衰，而又无里证时，亦可稍稍发之也。设其人热盛，溃敌之后，反戈称变，是必加以清抚，于是又有黄连阿胶汤之设也。设寒邪深迫，热郁于里而便脓血者，则有桃花汤焉。黄连阿胶汤之意易知，桃花汤治热，而用干姜何也？夫里热虽盛，实为寒邪之内迫，干姜以去外寒，外寒者是入里之外邪又称里寒，非干姜不足以解之也。即所以解里热也。赤石脂、粳米，既有清热养正之功，又兼有愈合肠道被热之创伤，使热去伤合，而正易复焉。或刺之以泄其热，亦有助于治，故论云："少阴病下利，便脓血者，可刺。"按仲师凡用针刺者，皆邪实之证宜泄者，谁谓少阴皆属虚寒哉，不过表阳不虚，卫外之力不弱，则邪难以深入于少阴而已。或内热而又夹湿，以致咳而呕渴，心烦不得眠者，则有猪苓汤。或内热盛而口燥咽干者，或自利清水，色纯青，心下痛，口干燥者，或腹胀不大便者，皆以大承气汤急下之。皆可以见寒邪深迫入里，而少阴正阳之热为变后之种种证状。谓少阴皆为寒者，岂尚不知所反耶？

厥阴脉因病证并治

再入则为厥阴，厥阴者，阴之极也，阴尽则转于阳，如冬尽则春来，其病变之情亦如之。夫寒邪既深入于厥阴，四肢之冷又甚于少阴之四逆，而为厥矣。然春阳之气，亦急于外发，如冬至之后，少阳初生，则万物萌动。故热胜寒，则生；寒胜热，则死，是正邪决战之候也。其病必厥，厥少热多，则正已胜邪为顺，厥多热少则邪已胜正为逆。论曰："伤寒一二日，至四五日，厥者必发热。前热者，后必厥。厥深者，热亦深；厥微者，热亦微。厥应下之，而反发汗者，必口伤烂赤。"厥，寒也，何以反下之？可知所伤之寒入里则里热更深也，非下之其何能愈。河间主清主下，是矣。若以温药如麻桂辈以发其汗，四围之寒已深，不能突围，则势必奔向上窍以求出路，口伤烂赤，其能免乎？故下条又继之云："伤寒病厥五日，热亦五日，设六日当复厥，不厥者愈。厥终不过五日，以热五日，故知自愈。" 一再申述，寒（邪）热（正）相争之胜败情况，岂不至为明确者耶？若阴尽而阳不生，则为阴阳不相顺接，如冬尽而春不至者然，则为病矣。故又继之曰："凡厥者，阴阳气不相顺接便为厥。厥者，手足逆冷者也。"说明厥病之状。然又有藏厥与蛔厥之分。藏厥者，邪已胜正，论谓："藏厥者死。"与蛔厥何以鉴别耶？论曰"伤寒脉微而厥，至七八日肤冷，其人躁无暂安时者，

第八章　六经脉因病证治方大略

029

此为藏厥，非蛔厥也。蛔厥者，其人常吐蛔，今病者静而复时烦者，此为藏寒，蛔上入其膈，故烦，须臾复止，得食而呕，又烦者，蛔闻食臭出，其人当自吐蛔，蛔厥者，乌梅丸主之"是也。设其人素本内寒，正阳之气素亏，邪入厥阴，其人必体现为手足厥寒，脉细欲绝，则有当归四逆加吴茱萸生姜汤以治之。若非有久寒者，则当归四逆即可矣。设其人厥而心下悸者，悸为心下有水，则当先其所急，必先治水，否则水渍入胃，必作利矣，宜茯苓甘草汤。设其人热利下重者，或下利欲饮水者，则皆以白头翁汤主之。下利谵语者，宜小承气汤。下利后更烦，按之心下濡者，为虚烦，宜栀子豉汤。呕而发热者，宜小柴胡汤等。见何证即用何方，仲师所以常以方命证者，即所以说明不受六经病名之约束，而只以表里虚实寒热而论治之大略也。

第九章
伤寒变证
治方大略

伤寒有常有变

仲师立法，有常有变，常者从表入里，如麻桂而葛根而柴胡等，从表入里顺序而传诸证治是也。变者，由于误治而其病变不以六经常法表里为序者也，故其方亦不得不随之而变焉。

太阳变证及治方

如太阳病属桂枝者，而以麻黄发之；或麻黄证是应发汗，而汗出过多，皆可为变。轻则未离本经，则治法虽变而不舍常。故论曰"汗出过多，其人叉手自冒心，心下悸欲得按者，桂枝甘草汤主之。发汗后，其人脐下悸者，欲作奔豚，茯苓桂枝甘草大枣汤主之"等是也。重则离其本经，治法亦舍其常而悉从变矣。如论曰："发汗后，腹胀满者，厚朴生姜半夏人参汤主之。此则汗损其阳，而属于太阴。发汗病不解，反恶寒者，虚故也，芍药甘草附子汤主之。"此桂枝虚证，而反以麻黄发其汗，故虽汗不解，反由桂枝证之恶风而变为恶寒，恶寒者甚于恶风也，其表更虚，非桂枝所能为力矣，故易之以附子。伤寒恶寒是未汗为实，今是汗后恶寒为虚。"发汗若下之，病仍不解，烦躁者，茯苓四逆汤主之。"桂枝虚证，发汗不解而又下之是益损其阳矣，故于四逆中又加参苓也。"发汗后恶寒者虚故也，不恶寒但恶热者实也，当和胃气，与调胃承气汤。"此为阳明素实之人发汗损其津液，故使胃不和，与调胃承气汤者，毕竟是汗后故也。"太阳病发汗后大汗出，胃中干，烦躁不得眠，欲得饮水者，少少与饮之，令胃气和则愈。若脉浮，小便不利，微热消渴者，五苓散主之。"或桂枝而误以麻黄发之，或麻黄证而汗出过多，致伤其津液而胃中为干，干者不和也，胃不和故睡不能安，燥则必兼热，故使烦躁，轻者则饮之以水即愈，少少者不能多也，毕竟是汗后之燥，虽损其阴亦损其阳，饮多则难化，脉浮表仍未解，小便不利则水道不行，津液不达故口渴，表邪不解，里水又实，必双解表里。皆为汗后之变证不一，而治亦变化不拘也。至若既误于汗，再误于吐下，以致虚烦不得眠，则有栀子豉汤主之。若加少气或呕者，则有栀子甘草豉汤、栀子生姜豉汤主之。设加腹满，则有栀子厚朴汤。或因大下之后，身热微烦者，则有栀子干姜汤。或伤寒误下之，而下利清谷不止，身疼痛者，急当救里，后身疼痛，清便自调者，急当救表。救里宜四逆，救表宜桂枝汤。又曰："伤寒五六日，中风，往来寒热，胸胁苦满，嘿嘿不欲饮食，心烦喜呕，或胸中烦而不呕，或渴，或腹中痛，或胁下痞鞕，或心下悸，小便不利，或不渴，身有微热，或咳者，小柴胡汤主之。"首言伤寒，次言中风，即为虚实兼有之病。或"太阳病不解，热结膀胱，其人如狂，血自下，下者愈。其外不解者，尚未可攻，当先解外；外解已，但少腹急结者，乃可攻之，宜桃核承气汤。"又或误下，而成大小陷胸汤证，或以冷水潠之，而为文蛤散证等。

阳明变证及治方

阳明之变证云何？曰，阳明实者，多为胃家实之三承气汤证，则无变矣。若虚，或本自有寒，则难为实矣。如论曰："阳明中风，口苦咽干，腹满微喘，发热恶寒，脉浮而紧。若下之，则腹满小便难也。阳明病，若能食，名中风（虚）。不能食，名中寒（实）。阳明病，若中寒者，不能食，小便不利，手足濈然汗出，此欲作固瘕，必大便初鞭后溏。所以然者，以胃中冷，水谷不别故也。"所云中风中寒，一本于太阳之法。中寒虽为实，然以胃中冷，故不得用承气矣，虽未出治法，然已示其应禁，即可知其当用，其出入于五苓之法乎？又曰："阳明病，初欲食，小便反不利，大便自调，其人骨节疼，翕翕如有热状，奄然发狂，濈然汗出而解者，此水不胜谷气，与汗共并，脉紧则愈。"欲食，中风之虚证也，小便反不利，是水道之不行也，大便自调，府不实也；其人骨节疼，翕翕如有热状，是热在肌肉之底层，与骨迫切，故骨节疼；甚且发狂，则热有一定之力矣，战胜寒邪夹水之顽敌，乃能濈然汗出。然必须脉紧者，示正阳之气足也，与太阳篇伤寒脉紧不同，是明虽本虚证，然阳明之正气尚能鼓发，而能战胜水寒相结之邪。仲师伤寒中风之法一贯如此，岂仅为太阳病而设耶。"阳明病不能食，攻其热必哕，所以然者，胃中虚冷故也。以其人本虚，攻其热必哕。"阳明病不能食，言其实也，若胃中虚冷，亦不可攻焉。"阳明病，脉迟，食难用饱，饱则微烦，头眩，必小便难，此欲作谷瘅，虽下之，腹满如故。所以然者，脉迟故也。"此为中风与伤寒两兼之证，非虚非实之候，以虽能食而不能用饱故也，强使令饱，则不能化，阻碍三焦之气化功能，则水道不利而小便难。下不能通，则郁于中而为烦，上冲于脑则头眩，本非全实，而下之，则与水相结而肌黄为谷瘅矣。脉迟所以示阳明之正气不足也，若足，则为全实，下之可愈焉。与上文言脉紧，发狂，濈然汗出而解者，亦紧紧相对，仲师虚实之辨，精确如此。等等。大旨阳明乃多气多血之府，为阳中之阳明，最易结实，而为承气汤证。虽病虚，有时亦能奋发而驱出外邪。若寒邪与水相结，则非苦战不可。但见脉紧，便是胜兆。若不能紧而反迟者，是正不胜邪，热瘀于里，则发黄而为瘅矣。治方则茵陈蒿汤是也。栀子柏皮、麻黄连轺赤小豆汤等皆是也。设阳明证，其人喜忘者，是久有瘀血所致，屎虽鞕而易解，其色必黑。今谓隐血。则治以抵当汤。桃核承气证是新瘀，当辨之。又或趺阳脉浮而涩，浮则胃气强，涩则小便数，浮涩相抟，大便则难，其脾为约，则以麻仁丸为主等，皆是也。

少阳变证及治方

少阳之变证云何？论曰："太阳病过经十余日，反二三下之，后四五日，柴胡证仍在者，先与小柴胡汤，呕不止，心下急，郁郁微烦者，为未解也，与大柴胡汤下之则愈。伤寒十三日不解，胸胁满而呕，日晡所发潮热，已而微利，此本柴胡证，下之以不得利，今反利者，知医以丸药下之，此非其治也。潮热者，实也，先宜服小柴胡汤以解外，外者对阳明之潮热内实言，仲师之相对言表里如此。后以柴胡加芒消汤主之。""伤寒八九日，下之，胸满烦惊，小便不利，谵语，一身尽重，不可转侧者，柴胡加龙骨牡蛎汤主之。""妇人中风，七八日，续来寒热，发作有时，经水适断者，此为热入血室，其血必结，故使如疟状，发作有时，小柴胡汤主之。"本柴胡证，误下之，若心下满而鞭痛，则为结胸，或为痞，则为半夏泻心汤证。或痞而按之濡，其脉关上浮者，则属大黄黄连泻心汤证。或心下痞，而复恶寒汗出者，则属附子泻心汤证。或下之后，心下痞，医谓病不尽，复下之，其痞益甚，客气上逆，故使鞭也，则属甘草泻心汤证。或下后复发汗，心下痞恶寒者，表未解也，以桂枝汤解表，后与大黄黄连泻心汤等皆是也。

三阴之变证及治方

阴病为里，传变者少，有厥阴之麻黄升麻汤与干姜黄连黄芩人参汤等而已。一因误下而寸脉沉迟，手足厥冷，下部脉不至，咽喉不利，吐脓血，泄利不止者。一则本自寒下，医复吐下之，寒格更逆吐下，若食入口即吐是也。其方皆寒热互用，而兼之以补，大意亦如乌梅丸法，是亦准厥阴阴极阳生之意耶？知犯何逆，以法治之，不受六经之约束。

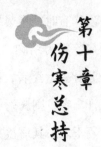
执一御万之至巧

　　执一御万，天下之至巧也。治医之道亦然。伤寒一论之所以统摄诸病者，以万病皆邪正相争之表现也。证候虽多，其理至约。仲师执此而为论，故文少而义无不赅。后世学者，多谈玄妙，阴阳营卫，神机出入。自以为："玄之又玄，众妙之门。"或旁征博引，自眩渊雅，实则自欺欺人，苦尽苍生，此何事乎？罪莫大焉。

伤寒为纲

　　仲师立论，一纲二目。论名伤寒，是其纲也。四时之邪皆为寒，所病皆为热，是其义也。后世有谓外来之温邪，或风邪等，皆有悖经旨，既不能以解伤寒，亦不足以知热病。乃《内经》之言，即仲师之所宗也。《难经》详之为五：曰中风，曰伤寒，曰湿温，曰热病，曰温病。仲师之所袭用也。仲师自序谓"撰用《素问》《八十一难》"云云，是仲师自道其论之所自出也，可不信乎？后人任意猜测，妄矣。能知其意者，其唯王叔和、刘守真乎？叔和之言似仲景，而守真之言，不违叔和。洄溪有言曰：

"其《伤寒论》《金匮要略》，集千圣之大成，以承先而启后，万世不能出其范围，此之谓古方与《内经》并垂不朽者。其前后名家，如仓公、扁鹊、华佗、孙思邈诸人，各有师承，而渊源又与仲景微别，然犹自成一家，然不能与《灵》《素》《本草》一线相传，为宗枝正派耳。"试观《千金方》引小品云："伤寒雅士之称，云天行时疫，是田舍间号耳。"《肘后方》云："贵胜雅言，总呼伤寒，世俗因号为时行。"是皆足证徐氏之言为不虚矣。而混时行与伤寒为一病者，所从来远矣。后世瘟温相混者，反轻叔和之言，何其妄哉。清代雷少逸《时病论》辨瘟温之义甚明，然惜不知风寒二字之旨，所以在其附论中，自语相违处甚多，读其书者，当知取舍也。然历代名家坐此病者，比比然皆是也。

风寒为经

二目云何？一曰，命风寒二名，以判人身正气之强弱，为一论之经。盖中风为虚，伤寒为实，通前彻后，一论皆然，所以谓之经也。岂但为太阳桂麻二证而设耶？如二百三十一、二百三十二条曰："阳明中风，脉弦浮大而短气，腹都满，胁下及心痛，久按之，气不通，鼻干不得汗，嗜卧，一身及目悉黄，小便难，有潮热，时时哕，耳前后肿，刺之小差。外不解，病过十日脉续浮者，与小柴胡汤。脉但浮，无余证者，与麻黄汤。若不尿，腹满加哕者不治。"第二百七十八条曰："伤寒脉浮而缓，手足自温者，系在太阴。太阴当发身黄，若小便自利者，不能发黄，至七八日，虽暴烦，下利日十余行，必自止，以脾家实，腐秽当去故也。"第二百八十三条曰："病人脉阴阳俱紧，伤寒。反汗出者，谓伤寒实证，不应有汗。亡阳也。此属少阴，法当咽痛而复吐利。"第三百二十七条曰："厥阴中风，脉微浮为欲愈，不浮为未愈。"等等，乃不幸为成氏所误解，遂使仲景微旨，近二千年昏暗不明，岂非斯民之大厄耶？

六经为纬

二曰，分六经以划表里处所，而诊病邪之所在，所以谓之纬也。表里云何？即上下表里之层次也。头项者，人身最上最表者也。皮毛者，亦人身之最外者也。故初伤于寒，脉浮头项强痛而恶寒。仲景所以为太阳病之总纲。在内而上者为胸为胃，内而最下者，则为大肠，亦为肾，故少阴病多为下利。少阴病计四十四条，大半皆有下利证。其余多为咽痛，盖咽者乃肠胃之上口也。如少阴病总纲曰："少阴之为病，脉微细，但欲寐。"盖下利者必多睡眠，如霍乱之呕利甚则喜睡也。此又不得以府为外、藏为内概之矣，亦即仲师之创作也。是以人身之最内最中线者为少阴，不单指手足二少阴而言也。而又不全离乎此，故心烦，或悸，或小便不利等证，亦间而有之也。如第三百二十条曰："少阴病，四逆，其人或咳，或悸，或小便不利，或腹中痛，或泄利下重者，四逆散主之。"第三百二十一条曰"少阴病下利，六七日，咳而呕渴，心烦，不得眠者，猪苓汤主之"等是也。可见少阴多为消化道病，而或兼有心肾之证状也。此所谓不离经亦不为经所约束也。而仲师所谓里者，是指人身消化道而言也甚明。消化道在人身内最中线，以之为最里，岂不至当。今但举其最表最里者为例，他经可不多赘矣。

结语

温病家谓伤寒分表里论治，温病则以三焦论治，一纵一横，为两大法门。实则伤寒之表里，即兼上下而言。如太阳病之总纲为脉浮头项强痛而恶寒，麻黄证有喘，桂枝证兼干呕，误下则为结胸。在人体内乃最高之部。少阳病误下则为泻心汤证。在人体内为胸膈之下。太阴证为腹满。又较心之部为下矣。少阴证则多为下利。从表入里，从上而下，顺序双行，条理井然，岂但表里而遗上下耶？温病家不能免掠美之讥矣。且欲与仲师分庭抗礼，岂不妄哉。谓温邪上受，首先犯肺，伤寒下受，先犯足经者，则伤寒何不先有腿足疼痛之证乎？可发一笑。

附篇　医话

现在有些学中医的人，总认为难学，什么阴阳反复、什么五行生克等，书籍多，说理头绪也多，既难读又难记。诚然，吾学习中医已几十年，也感到有这些困难，既未能一一弄通，也不能记住那么多东西。近几年来，日求由繁到简，由博到约，常以简单的一些东西来概括其他，也似乎有了一点效果。不受病名的约束，更不受汤头歌的限制，似乎也闯出了一条路。在辨证和治疗上有些也证实它能达到治疗目的。这也就算我近几年来的一点临床经验吧。

侄女玉麟习医数年，今已就业，来信嘱介绍一点经验给她，而其余儿、侄、甥辈也有过这样要求，在我精神、体力、时间各方面都有限的情况下，拉杂写了这么一点零星片段，很不像样。这里有些是我的特殊认识，并不太符合一般医家所说。但我写的这点东西仅供子侄辈作参考，不足外人道也。仲景所谓"各逞家技"或者就是指这样情况的吧。

边正方

1971 年 6 月于全椒县医院

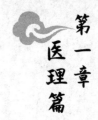

第
一
章

医
理
篇

伤
寒
扫
尘
论

044

八纲

中医辨证，是以八纲为主，阴、阳、表、里、寒、热、虚、实。八纲实则只是六纲，因阴阳二字是一切事物最普遍的抽象名词。表与里，表即属阳，里即属阴；寒与热，寒即属阴，热即属阳；虚与实，虚即属阴，实即属阳。这才是比较具体的六纲。

浅谈"阴阳"本义说

阴阳既是一切对立事物的总概括，也是一个统一体的两个对立面，除了有形之物，并没有阴阳这两样东西，阴阳只不过是抽象的名词罢了。我们绝不能设想在实物之外别求阴阳，更不能把它作为玄不可测的东西。

"虚"与"实"

"虚"与"实"是《伤寒论》两大纲领，也是一切病的总纲，并不是只指伤寒一病，也不仅仅是指内科病而言，外科也不例外。

议"辨证论治"

辨证是论治的前提,论治是辨证的继续。辨证就是调查问题,论治就是解决问题。世人都说:"中医治病都是辨证论治的。"这话说得亦对亦不对。中医强调辨证论治,这是事实;但这并不意味着每个中医都能准确地辨证论治。即使是名医,就算是国手吧,是否对每个病都辨得、治得十分准确、十分恰当呢?我看也未必。世上没有常胜将军,哪有常胜的医生?临证时一定要力求辨得准、治得准。你如果能把主观和客观统一起来,那么,你就达到了辨证论治所要求的高度了。人家不是说"用药如用兵"吗?这话一点也不错。用药治病和用兵打仗是同一道理。打仗前,指挥者必须全面地掌握敌人的主力及其配系乃至其他各方面的情况,然后才能定出正确的作战方案,才能克敌制胜,击敌以致全歼敌人。治病也是这样,辨证是正确的,就能取得满意的疗效;辨证是错误的,就能导致相反的结果。辨证一定要准,方药一定要稳,治病一定要狠。治病要向病人负责,大胆用药,要让药物有足够的力量去驱除病邪。当然,所谓大胆用药,也决非无所顾忌,对于病者体质的强弱和气血的虚实当然是要考虑的。医者治病千万不能畏首畏尾,热了嫌热,寒了嫌寒;更不能"不求有功,但求无过",敷衍了事。须知大寒大热之药皆为作战勇士,最可以治大病、克大敌。"打击敌人就是保护自己。"打击敌人是第一位的,保存自己是第二位的。若是为了保存自己而畏敌、避敌,那么你就休想保存自己,我们只有稳、准、狠地打击敌人(疾病),才能有效地保全自己

（病者的生命）。这是毋庸置疑之理。

论脉和脉候分部

脉，大致以浮、沉、迟、数、大、小、滑、涩八脉为主，其余尚有数十种，但总以这八种为主要。脉软小属虚属寒，大、数属实属热，此其常也，医者多知之。但火热炽盛的病人常现软小之脉，医者多忽之。火热之病何以反有软小之脉，是因"壮火食气"故也。血随气行，壮火即伤气，气即弱而无力，血行亦随之无力而软小也。医者必须知之。食气则气弱，气弱故脉必见小而迟也。也有见细数者，皆当作热证看，然必以舌质甚绛为准，切记。

又，一般医籍总以肝胆记左关，脾胃记右关，然不知肝胆居人身之右，其相应当在右。例如：人身之左面生肿疡，左脉必大数，反之也是。唯李东垣曾说过，左右手是指医者，而不是病者，如是，则病人之左手正当医者之右手；病人之右手当是医者之左手，乃符合实际矣。从来医者皆未提出过。肝胆之病有时两手皆弦，但若一边弦者，必在右也。

寸口三部分候脏腑，始于《素问·脉要精微论》。它说：左寸，外候心，内候膻中；右寸，外候肺，内候胸中；左关，外候肝，内候膈；右关，外候胃，内候脾；左尺，外候肾，内候腹中；右尺，外候肾，内候腹中。历代医家，分法虽是不一，但大体上仍以《素问·脉要精微论》为依据或略有变动。如《难经》以小肠配心，候左寸，大肠配肺，候右寸，并以右肾为命门。《脉经》以三焦配右尺。《景岳全书》则以膀胱、大肠配左尺，以三焦、命门、小肠配右尺。《医宗金鉴》则以右寸候肺、胸，左寸候心、膻中；右关候脾、胃，左关候肝、膈、胆；两尺候两肾，左尺配小肠，膀胱，右尺配大肠；又以三部分候三焦等。众说纷纭，莫衷一是。我认为：这些分法，许多地方是错误的。古往今来，没有一位医家对此提出异议，实在是一件遗憾的事。通过多年的临床实践，我深深认识到：上候上，中候中，下候下，左候左，右候右，这应该是脉候的规律。这种分候方法，符合人体构造的实际，验之临床，也属可靠。按照这种规律，三部脉候分部应是：左寸，候心，包络、肺；右寸，候肺；左关，候脾、胃；右关，候肝、胆、胃；左尺，候肾、膀胱、大、小肠；右尺，候肾、膀胱、大、小肠；寸候上焦，关候中焦，尺候下焦，这是不难证实的。例如，人头的左侧或左背、左臂发生痈疽疔毒等外症，其脉必现于左寸；倘或右下肢发生痈疽疔毒等外症，其脉必现于右尺，内脏也不例外。例如，肺病，其脉必现于两寸，肝病，其脉必现于右关而非左关，病甚则两关皆现，如此等等。《东垣十书》曾经说过，左右脉系指医者左右两手所诊得之脉（即医者左手诊病者右手脉，医者右手诊病者左手脉），非病者的左右手脉。这样就对了。在脉候分部上，古人为什么会造成这种混乱状态呢？这主要是受"五行"学说影响，机械领会的结果。例如，肝胆在五行属木，在方位属东，左属东，所以将肝胆配于左关，这是全无道理的。难道肝胆在体腔的右侧而脉反行于左吗？肺和胸中为什么只候在右寸呢？难道肺与胸中只在体腔的右侧而左侧就没有了吗？他们把小肠配在左寸，把大肠配在右寸，完全是受表里从属关系的影响。把大肠配左尺，小肠配右尺，是受金水相从、火归水位等影响，而不是根据实际情况，没有事实做依据，只凭主观臆想，怎能不发生错误呢？

舌诊点滴

《难经》言"望其五色，以知其病"。望面色神情，是望诊之一端，而望舌也是望诊之一端也。望其面色、神情虽甚重要，但尤为重要的当是舌诊。百病诊治，皆须如此。苔色白者为寒，脉浮即可确定为表寒，如脉浮无力，有汗者属虚，脉浮紧，无汗者为实。虚与实是一切疾病的两大纲领。表虚有汗者宜桂枝汤，汗多者加附片，用量总在 9～15g；表实无汗者用麻黄汤，但麻黄发汗靠不住，宜加荆芥、藿香、防风、紫苏之类才易发汗，或用细辛 6～12g；舌苔白腻或黄腻，是为有湿滞之象，可以猪苓、泽泻、薏仁、赤苓等佐之，但此类淡渗之药分量须12～15g 或 21～24g 才有力量。如苔虽白但质红或绛者，则于温散之中加龙胆草、黄芩、山栀、丹皮、紫草等药。如苔少，当须少予温解之药。若舌但红绛而无苔者，则温散之药一点也不能用，应予丹皮、紫草、栀子、川柏、龙胆草等药。如系伤阴，则急须白虎汤、玉女煎等清而滋之也。或舌腻而燥则硝黄之类下之为宜。如今人所说，是要特别重视舌诊，但也要用脉作参考。《素问·移精变气论》说："余欲临病人，观死生，决嫌疑，欲知其要，如日月光，可得闻乎？"岐伯曰："色脉者，上帝之所贵也，先师之所传也。"又曰："变化相移，以观其妙，以知其要，欲知其要则色脉是矣。"可见虽有四诊，但色和脉为最重要，而色又在脉之先也。

明医与名医

明医系指专于辨证、通晓理法方药、对医道有真知卓见的医者，但未必有名；名医系指有较高声誉的医者，但未必"明"。有些"名医"多是被人吹捧起来的，被吹捧的条件有多种：或用口才骗人信赖；或善于文词，人以为文学高，医道必高；或善于交际；或偶然治好了几个甚或只是一个显赫者的疾病；或者是由有地位权力者的推举等。这样的名医，名声越大，害人就越多，因病者多重其名而来就之之故也。我们要做明医而不要去做"名医"，既是明医而又有名，这叫做实至名归，那当然就更好了。绝不能做虚有其名的名医。

斥"真热假寒，真寒假热"说

"用药如用兵"。用兵是为着战胜敌人，消灭敌人；用药是为着战胜疾病，消灭疾病。就这个意义上说，它们是相同的。但是它们的实际情况又有所不同。敌人是有思维、有理智的，可以设假象以疑我，而疾病则是无思维、无理智的，它的表现怎么有假的呢？吾曾治一妇人，口舌唇皆糜烂，以前的医者认为是火热之象，遂以凉药清之，病反剧。于是医者以为此火热之象是假的。不知以凉药清之不能奏效者，实为下焦虚寒迫使阳热之气上炎故也，吾以温潜之法治之应手而愈。此上焦之火是真而下焦之寒亦不假也。此不过是上热下寒，岂能作真寒假热解？上下寒热之理如此，表里寒热亦如此，如是而已矣，岂有真假之分哉？以愚之见，此类情况，当以"本寒标热，本热标寒"，"上寒下热、上热下寒、外寒内热、外热内寒"名之，更为妥帖，何所以真假名之哉。

读《中医内科学·外感》篇

《中医内科学》是我国高等中医院校试用教材之一（此处指1964年上海科学技术出版社出版的、由原上海中医学院主编的《中医内科学》）。《外感》篇总纲说《伤寒论》是治疗外感病最好的书，但它在外感病症的具体治疗中，根本不用《伤寒论》的一个汤方，所举皆是银翘散、桑菊饮等温热病的方药。这是什么缘故呢？真使人不解。仲景而后，麻、桂二汤就为人弃置。"始作俑者，其无后乎"？《外感》篇总纲是这样说，具体治疗又那样做，真是自语相违。这个教材是五院合编的，都是中医学界的名流，为何就没有一人提出异议呢？

读书

要做一个好的中医，就得多读一点中医书籍。然而，中医书籍特别多，上自《内经》，下至《金鉴》，乃至《金鉴》以后的许多书，真是浩如烟海，何止几千万册？你如果有时间能把这些书籍都浏览一遍，那当然是好事；但要做到这一点，恐怕是难乎其难的哟！所以我说，你不必将它们全部过目，能将寻得到的看一看也就是了。即便如此，恐怕也不能都求熟背熟记，你没有那么多功夫啊！知，当然是博一点好，但一定要守约，要抓精华，抓经典。学习时，一定要大胆地用你的分析的头脑，要去粗取精，去伪存真，要很好地研究其中的要妙。举例来说，《伤寒论》中的桂枝汤和麻黄汤，都是为治外感风寒的初期之表证而设的（但也不能仅仅限制在初期，尤其桂枝汤证，设初病未得到如法的治疗，是可以稽留很久时期的）。头项强痛而恶寒，是麻桂二汤所治证的共同之处；但有汗体虚是桂枝汤专证，无汗邪实是麻黄汤专证。两者不同的专证是要精确地分别开的，不能有一点含糊。然而，要做到这一点，也确实不是一件容易的事。因为，你的临床实践还太少。什么阴阳五行、生克乘侮、标本缓急、顺治逆治，都可以使你头目昏花，不知如何是好；或者，尽管你可以照书本上所说的那样讲得头头是道，但一接触到临床，你就茫然不知所措了。所以，我主张学习还是结合临床的好。学以致用，边干边学，理论与实践相结合。只有通过一段时间乃至相当长时间的临床实践，你才能摸到一点头绪，才能鉴别书本上所说的东西，什么是正确的，什么是错误的。我坦率地说：当医生，如果是以治好疾病为主要目的的话，那也不一定要读太多的书。其实，有许多书都是抄袭人家的。翻来覆去，内容差不多。以前，许多写医学著作的人，并不一定都是医生，有的只是些舞文弄墨的人。他们把前人的东西重新颠倒一下，便就成了自己的东西。又因为有钱可以自由刻版，所以，很容易印成书籍，留名于世。他们的目的不过是留名而已。因为他们本来就不是以医为业的，所以，所写的东西并不能经得起临床实践的检验，害人是不少的。现在，我对这些书就越来越厌恶。我常看到一些同道，喜欢引证书本上的"理论"来说明自己没有错，见解的正确。尽管治不好病，也总是搬这些"理论"来证明自己没有错。这些问题的产生，要么归咎于医者的食古不化，要么归咎于前人著作的"理论"本身是错误的。这些错误，在实践中永远通不过，耽误和危害了病人，就在所难免了。

麻　黄

麻黄是仲景方中之药，最可靠最无危险，今人多畏惧，是大妄也。习用荆防，而不知荆防发汗之猛速远过于麻黄，此种恶习有一千多年，为害人类大矣。此当郑重视之，不可疏忽。

"麻不过八"即麻黄的用量不能超过八分，此也大谬也。吾近年来的麻黄用量总在三四钱（9～15g）上下，效果极好。故必须注意对证下药，需用量多时，即用多，切不要受"麻不过八"的限制。

附　子

医家多以附子为大热之品，非三阴厥逆之证不敢轻投。独陈修园以为此药为大补，识见超越今古，吾甚佩之。当知，凡见舌白脉细，或阳热已微，患者自身热能不足以作汗之无汗者，佐以麻黄、细辛其功甚大，或属阳虚已极，虚汗大作之欲亡阳者，附子均当急用、大用，不可稍有犹豫。如苔白甚，或腻而作黑润者，亦宜大用之。但若见苔黑而干焦，舌质红绛，脉数者，绝不能稍用分毫，此当慎之。若误投之，则祸不旋踵矣，又当切戒。

论麻、桂二汤

桂枝汤证具或不具，只要见有表证存在有汗者即可予之。《伤寒论》多为初感外邪之重而设，故每云一日、二日，实则太阳病可延至数年之久，故但见证如桂枝即以桂枝投之，必无误，但邪滞已久，非多服药不能愈也。不似初得病之易矣。麻黄证也如此，但见无汗脉浮即可投之，亦不必证具也。但二证皆必有苔白为证，不得误也。

论大、小青龙汤

大、小青龙二汤即麻桂二汤之变化者，大青龙汤用麻黄六两、桂枝二两、炙甘草二两、杏仁四十个、生姜三两、大枣十枚、石膏如鸡子大（约二两）。小青龙汤用麻黄三两（比大青龙汤减半）、芍药三两、五味子半升、干姜三两、炙甘草三两、细辛三两、桂枝三两（较大青龙汤加一两）、半夏半升。二方相较，大青龙汤以麻黄为主欲大发其汗以利水饮；小青龙汤不但减去麻黄一半而又加桂枝三分之一，用白芍而去杏仁，此方用半夏、细辛，而大青龙汤则用石膏、大枣。大青龙为兴云布雨之剂，以麻黄汤为主，重在麻黄、石膏、杏仁辈；小青龙汤则为鼓波排浪之剂，以桂枝汤为主，故于桂枝汤加麻黄、细辛、半夏、五味子以行水也。而两方之功用多有相同之点，故《金匮》云："病温饮者当发其汗，大青龙汤主之，小青龙汤也主之。"故二方皆能治咳喘利水饮，但实者宜大青龙汤、虚者宜小青龙汤。本于桂麻二汤之主要作用为取舍，即得之矣。以舌诊论则大青龙之舌苔白质红皆甚于小青龙也，因苔白甚故以麻黄为事、因质见红故佐以石膏也，而烦渴也甚于小青龙证矣。小青龙证之舌苔当较大青龙为厚腻而质则不红。用汤方加减法当以此为宗。

驳"麻不过钱，辛不过五"说

《中国医学大辞典》载：麻黄用量为五分至一钱五，照"麻不过钱，辛不过五"的一般说教，这可算是"突破"了。但在细辛条下却载了贾九如前辈一段话，说：细辛用五分即使人昏瞀而死。一般医家皆谓麻、细发汗过甚，故畏而禁之；即使采用，也不敢越雷池一步。请问：剂量如此之轻，怎么能够治病？不能治病，反说伤寒方不治今病，真是错上加错。医学工作者，必须行动起来，肃清这些似是而非的流毒。余治病用麻黄每帖 9～15g，亦偶用至 18～21g 者，不仅未曾见其汗出不止，并且用厚被取汗，则微少之汗也不易出。余用细辛亦皆 6～12g，或 15～18g，不仅不见汗出不止或昏瞀的反应，而且能致满意的效果。近代医家皆以荆芥、薄荷为妥当之发表药，但是这些药的剂量至 12g，也能使人大汗出。他们所走的只不过是宋尤其是明清以后医家所走的错误道路。如能斟酌改进，则有益于人类大矣。这可不是不许你用辛凉表剂，但希望你敢用辛温解表剂，要视情况而定，若诚是风寒外袭，岂能少了麻、桂？不必畏如蛇蝎也。若真是温热，当然要用辛凉。

砭"补"

补，亦治法之一也。治病，一般地说，驱邪应放在第一位，补虚应放在第二位。绝不能错误地把两者关系颠倒。有的医生，只要听到病人说是脑神经衰弱，就以归脾丸、补肾强身丸或参芪归地等药予之，从不究其根本的属寒、属热、属虚、属实。此等"补"不但不能制邪，反而会使病邪愈固，杀人不用刀者如此。倘是庸者尚可谅之，最可恶的便是那些所谓成名之医，他们只顾保全自己，常以补药笼络人心。在他们看来，补药可得病者欢心，并以为即使错用补剂，不会致人怪罪，自己可不担过。病者因重其名，虽屡治无效，亦不怪责，以为医者给我补药是爱我也。即使治坏亦以为此等名医皆不能治吾病，足见吾病之难治也。凡此种种，皆伤财误命者也，病者不自哀而吾辈能不为之痛心耶？

桂枝汤

本方，仲师大论列为第一，非偶然也。方以桂枝为君。桂枝者，真药中之最上品也，吾意以药王尊之。桂枝大补人身之热能，可通行内外，驱逐外袭风寒之邪尤为特长。芍药温润补益以为臣，甘草益气调中以为佐；姜枣通表里、调营卫、引药从里达表以为使。虚人外感寒邪，自身热能不足以排除外侮者，用此方最有效且最稳妥也。药只五味，君臣佐使，各当其任，既无冗员，又无缺将，真万方之祖也。医者倘不能理解此方，则非医矣。后世医家多谓方中芍药酸寒收敛，又多谓芍药之酸寒，可制桂枝之温散太过，真呓语也。唯陈修园、张隐庵等尚能解之。

金匮肾气丸

本方治乳糜尿特效，在诊治篇中有专论。如无丸剂，可改作汤剂予之。后人多以肉桂易桂枝，此大误也。桂枝佐附子，可解少阴之表邪（所谓少阴表邪者，非三阳之表邪也，若以三阳论之，则为里矣，故言附子温里。所谓表里，只不过是三阳三阴相对而言，这里系指三阳之里，非少阴之里也）。其余六味则清渗少阴之里，兼有补意（滋阴）。此实为少阴病表里兼治之妙法也，医者不可不知。若以肉桂易桂枝，肉桂守而不走，则非仲景之本意矣。又有人谓金匮肾气丸为六味加桂附，足见其人之浅陋也。六味地黄丸系为后人将本丸减去桂附而成。本丸先有之，减则是后人所为。岂可谓金匮肾气丸为六味加桂附也。须知少阴之里病多因少阴之表邪而作，六味但能治里不能兼表而治，流弊甚多，本丸则无之。后人多畏桂、附，盖有千百年之久矣，误人不少，可叹也夫！

桂枝茯苓丸

《金匮》方用：桂枝、茯苓、牡丹皮（去心）、桃仁（去皮尖、熬）、白芍药各等分为末，炼蜜为丸如兔屎大。每日食前服一丸，不知，加至三丸。《妇人良方》谓此方为"夺命圆"，专治妇人小产，下血甚多，子死腹中，其人憎寒，手指唇口爪甲青白，面色黄黑，或胎上抱心，闷绝欲死，冷汗自出，喘满不食，或食毒物，或误服草药，伤动胎气，下血不止，胎尚未损，服之可安。已死，服之可下。此方系异人传授，至妙。《济阴纲目》名"催生汤"，即本方水煎服，候产妇腹痛腰痛，见胞浆下，方服。如腹胀，产后恶露不净，加大黄三四钱，如面色紫加蛀虫三钱左右，或产后玉门不闭，本方也加大黄。并可治经期各病，如经期头痛、手足麻痹、眩晕，乃至目中生翳等，妇产科诸病多能治之。

芎归胶艾汤

《金匮》方：芎䓖、阿胶、甘草各二两，艾叶、当归各三两，芍药四两，地黄四两。此七味以水五升，清酒三升，合煮。此方治妇人有漏下者；有半产后因续下血，都不绝者；有妊娠下血者；有假令妊娠腹中痛，为胞阻者。

当归芍药散

《金匮》方：当归三两，芍药一斤（一作六两），茯苓、白术各四两，泽泻半斤，芎䓖半斤（一作三两）。此六味，杵为散。取方寸匕，酒和，日三服。此方治妇人怀妊，腹中疙痛者。

干姜人参半夏丸

《金匮》方：干姜、人参各一两，半夏二两。此三味末之，以生姜汁糊为丸，如梧子大。饮服十丸，日三服。此方治妊娠呕吐不止者。

四物汤

《局方》方：当归、生地黄各三钱，芍药二钱，川芎五钱。此方为养血和肝、调经止痛之剂，是从《金匮》当归芍药散方所化出。后人多以为妇科主方，一切妇科病皆以此方为主，随证加减用之。但此方不如当归芍药散矣，临床所见月经不调者多有腰酸症状，而又多为寒凉侵袭所致。妇女本多阳虚，所以生地黄一味很不妥当。病既多因阳虚与外受寒凉而起，生地黄滋腻岂可浪用？用之必留外邪。外邪不去，任何症状皆不能愈。此为一定不移之理。但该方何以至此？是不明仲景处方用药之道所致也。习医者不可不知。若诚无外邪，又绝非阳虚而只是阴虚有热者，当然可用。如傅青主之"清经汤"即是绝无外邪，仅有阴虚里热者，方为地骨皮、白芍、生地黄各四钱，牡丹皮、青蒿各二钱，黄柏一钱，茯苓三钱。丹栀逍遥散为习用之方，也当用于偏有里热者。

谈四时用药及其他

"毋伐天和"是古人用药原则，今人也多遵之，不敢有变。按照这一原则，他们得出了"冬日严寒，解表当用麻黄、桂枝等辛热之药；夏日酷热，解表当用紫苏、薄荷、牛蒡子等辛凉之药；春秋两季，不寒不热，解表当用荆芥、防风等微温之药"。我认为：这种认识只片面地考虑到自然的气候，而未考虑到具体的人、具体的病。须知，气候必定要和人体疾病联系，因为，病者是人，而不是气候，不从客观存在的实际的人出发，是不对的。春秋两季姑且不论，仅以冬夏而言，冬季严寒，万类深藏，当是之时，人多避寒就温，卧则厚被，起则裘棉，毛窍紧闭，受寒者自少；夏季酷热，万类繁茂，当是之时，人多贪凉迎风，毛窍开张，是最易感受风寒。古人多谓之"阴暑"，临床上并不少见。予治夏日为风寒所袭之病，多以麻黄、桂枝、细辛、附子、生姜等辛热药解之，为效甚速，并无后患；治冬日疖肿疔疮，常以辛凉解表或苦寒泻热之药投之，为效亦甚速，且无不良。当然，夏日亦有用辛凉而冬日也有用辛温者，皆当视病者具体情况设治，岂能以个人喜恶遣药耶？仲景之书，最讲辨证论治，何尝斤斤计较于季节？有人说：仲景之书，是一二千年前写的，后来者应有进步，今人岂能不求进步而专于守旧乎？我以为：当"古为今用"，古人的东西，既非皆可用，也非皆不可用，即使是经典著作，是者即当从之，非者当然是要弃之。我主张临床要根据具体情况定治法，要按照仲景那样，辨证论治。这绝不是仲景"医圣"的大名把我吓服的，这只不过是我从多年的临床经验中所得出的认识。我直接或间接接触到的医者，不但夏日不敢用麻黄、桂枝、细辛、附子、生姜等热药，即使冬日，其病又确以用辛温为宜，而用者亦少，即或用之，剂量亦太小，不足以制病。于是，乃反谓其法无验，而改途易辙。舍辛温而改用凉辛以致误了病人。有大胆或不识时务者质之，则这一类医者仍能言之成理，引之有据，其言曰："冬日才有伤寒，而春、夏、秋皆无之，古人有伤寒，今世已少，北方有伤寒，南方则无之。"如是三下五除二，四下五除一，

于是伤寒之病，几至于零，而麻黄、桂枝、附子、生姜皆伤寒
所用药也，岂可浪投？呜呼哀哉！误人杀人，岂有数乎？

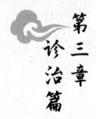

高血压病证治验心得

高血压病常有头昏、头痛、头晕、心悸、腰酸、多汗等症。据予多年临床所见，此病之苔多见水白，或厚，或腻；此病之脉，也多见浮软，盖皆阳虚不守而上越以致血压增高也。见此症、舌、脉，必以温、渗、潜、纳之法治之。方用附片 15g，龙骨、牡蛎各 30g，磁石 30g，泽泻 12g，茯神 15g，枣仁 12g，远志 12g，白芍 12g，干姜 6～9g；渴且喜饮者加焦白术 12g；头痛加苍耳子 9g；其效甚速。此等症、舌、脉，若以苦寒药予之，以为证系血随热而上行，热降则血压也降，则大谬矣。倘舌红绛而脉数，则当以清降之法予之也；然此等脉、舌、症较少见。如一见高血压，不辨其原之所在，即以五味子糖浆及降压灵等药治之，并劝其人多食芹菜，但却不能治愈者，何以至此？大半皆为医之误也！用凉药清之，其时虽有少效，然亦必不稳定，如服降压灵等药后亦能有效，但停药则血压又复升高矣。

鼻炎、鼻窦炎治验

太阳病，必头痛，是外感头痛也。主要系风寒之为病，其中亦有夹湿者。宜以防风、白芷、法半夏、块茯苓、薏仁、焦苍术等药治之。如有鼻炎、鼻窦炎，可酌加苍耳子、辛夷花 9～12g，当然，此治当以苔白脉浮为宜。如见苔薄白尖质红绛，且无汗者，当以荆芥、防风、薄荷、桑叶、辛夷、苍耳子、黄芩、夏枯草，甚或以龙胆草之类治之。麻桂不能用，防风、白芷亦当少用。如舌光绛无苔或苔黄者，宜用大队凉药清之，万不可触及辛热发散之品，一触及必有燎原之祸矣，千万注意。若苔白腻且厚，又多汗者，必用附子，非他药可奏效者，因附子最可温化寒湿故也。如无汗，则必以麻黄、细辛各 6～9g 散之。总之，苔白厚腻，即寒湿窒滞，非附、桂、麻、细不为动，但须辨明上下内外之部，不必拘泥于药物归经之说，更不必以六经脏腑之说为虑，此亦求简守约之道也。

肝胆病治验

肝胆病，不论是肝炎或是肝肿大，但见苔白就用温热药治之。无汗可用麻黄、桂枝、青皮、陈皮、制厚朴、姜半夏、制香附、元胡等；多汗必用附片。凉药万不可用；如需渗湿则加块茯苓、泽泻、猪苓、薏仁、焦白术等；如苔虽白而质红或绛者，则于温散药中加紫草、黄芩、龙胆草、丹皮、山栀等；如少苔，则少用温解之药；舌质红绛而无苔者，温散药一点也不能用，但以紫草、丹皮、黄芩、龙胆草、栀子、川柏、茵陈等药清之，甚则可加生地黄 15 ～ 18g。如急性肝炎，黄疸色深，舌上无白苔，大便或干少或一般，初得时急下之，宜大黄、芒硝等药，如大黄硝石散。若见大便下多而精神不减，且能食者，可数与之，少则数剂，多则十数剂必愈。前数年春，我家小女玉俊患急性肝炎，目黄甚，我以黄芩、龙胆草、丹皮、紫草、山栀、块茯苓、茵陈为治，间或以硝黄之药下之，七八剂其病即愈。西医劝用肝精及肝太乐等药，予悉却之。愈后二三日即上学劳动，至今未见复发也。

如胆病，不论是胆石症或胆囊炎，只要痛在上腹，多数偏于右上腹，即使放射至背、腰部，亦宜以上法治之，无不应手而效。如确是胆石症可加金钱草 30 ～ 60g；如见苔白尖质红绛，以乌梅丸法治之，亦有奇效也。因为该方既有附、桂、细、椒、姜等药，祛除外袭之寒邪，又有连、柏等药清里之郁热，参、归以补气血。细辛当与桂、附等量用之，不得囿于后世医家所谓"麻不过八，辛不过五"之说。附、桂、椒、细皆以9g左右为宜。小儿胆道蛔虫可酌减其量而加使君子肉 9 ～ 12g。如服药后作噎者听之，少时即自止。该症如面色黄白，苔白质淡，脉来软小者，连、柏应少用或不用，乌梅可用12g左右，前人治胆道蛔虫有用理中汤者，但理中汤为效不速，不甚理想也。乌梅丸不仅治胆蛔，凡腹痛有虫或无虫者皆可治之。又外寒甚，里痛急者亦皆治之，不必究竟有、无虫者耶。河间谓此方能治阴阳交杂之病，见地高人一等。

黄疸病证治概要

《灵枢》里有足太阴、足少阴所生病皆有黄疸的记载，并指出：谷疸、酒疸属脾；女劳疸属肾。谷疸是由谷气不消，胃中浊气下流所致；酒疸是由于饮酒过多；女劳疸是房事不节，肾虚而热。

黄疸病，除女劳疸和虚黄外，均可从寸口脉浮而缓来推断，其病因是脾湿胃热，相互郁结。这和《伤寒论》所云"伤寒脉浮而缓，手足自温者，此为系在太阴。太阴者，身当发黄"的论断是一致的。此外，《伤寒论》还指出黄疸病的病理基础在于"脾色必黄，瘀热以行"。"瘀热以行"是说脾脏所蕴结之湿和热发输于体外，而使之发黄。此与《内经》"湿热相交民病瘅"的记载是相吻合的。

谷疸的主症是寒热不食，食即头眩；酒疸的主症是心中懊侬或热痛，欲吐；女劳疸的主症是日晡寒热，腹满，额上黑，大便黑。

须知谷疸和酒疸，皆小便不利；而女劳疸与虚黄则小便自利。这是几种黄疸病的各自特点，也是鉴别诊断的依据。

疸有虚实之分，实证是阳明瘀热，虚证是太阴寒湿。前者属阳黄，后者属阴黄。若论其治，则前者宜攻下湿热，后者宜温中化湿。而女劳疸和酒疸不在此范畴内。

胸腹中热症及凉症之辨治

胸腹中有热感而体表无热，如舌苔白腻，或口干引饮者，当以桂附、二陈等温药投之，其热自去；如食鸭子及绿豆等寒凉之物则加剧，以寒凉滋润之药投之也加剧。口渴喜饮或引冷，皆当用此法。加焦白术 12g 左右，口渴即止。但是此等症侯，医者每因其胸腹中有热感，或口干渴甚者或引冷者，以为内有火热，不敢以温热剂投之，反用清润之剂，必坏。今春，有金某，和县石杨人，四十余岁，夜眠遗尿而不自知，口干渴，百治无效。某医以清润之药予之，药后口渴更甚，一日可饮五大瓶水，尚未以为足。余诊其舌苔白甚，以麻、附、细、桂各 9g，焦白术 12g 等药予之，服二剂后，即滴水不饮，遗尿也愈。虽见此症，口渴饮冷。但舌质红绛少苔者，温药绝不可用。此以舌诊为主，不得因病人自我感觉而定治疗之法也。如胸腹中凉，虽沸热之水饮之也不觉热，但舌红少苔者，绝不可以热药投之，以芩、连、甘草等药予之必愈。此与胸腹中热症正相反也。

嘈杂证治

胃脘如饥饿状，或如草刷，或如刀刮，甚则呕吐酸水，间有刺痛，此嘈杂也，俗谓之扎心。但见舌绛或舌尖有朱点者，皆当以黄连、山栀等药清之；若质虽红绛而见白苔者，必以吴茱萸，或苏梗、姜半夏、麻黄、桂枝等热药佐之；腻者加茯苓、泽泻、薏苡仁等药渗之。如苔白而质不太红，或尖部小有红点者，当以温药主之，略以黄连少许佐之。左金丸为寒热通用之妥方，但不如上法之效速。

腹痛治验

腹痛，或在少腹，或在脐周，或时窜动如有包块。如见白苔，悉以桂、附等温热药投之，酌加干姜、白芍、炒甘草等药亦妙。如大便不解，即加大黄下之，然温药必不可少。如见苔白而腻，加茯苓、泽泻、木通渗之可也。

阑尾炎证治大要

苔白者，附子必不可少，用量以 9～15g 为准；汗多，苔白甚者，附子可用至 18～21g，加白芍 12～15g；如苔白薄尖质红、无汗者，不得用附子，应以荆芥、防风、独活辈宣解外邪。舌质红甚，当加败酱草 18g，紫草 9g，是以消炎为主要治法；亦可以大黄泻其内热也。其余可用冬瓜仁 30g 左右，丹皮 9g，制乳香、没药各 12g，桃仁 12g，为效甚速；如有包块，可加炮甲 6～9g，包块可渐消；见大便干少者，当大黄 12g 左右行之；如有呕逆，加半夏、厚朴、生姜以平胃降逆，获效甚速也。须知，"阑尾炎治愈后必复发"，已为人之惯语。西医皆以手术为治，谓："保守疗法不能根治，日后非开刀切除不可。"须知西医多以青霉素等一派抗炎药施治，至于其他方面，就并未顾及，故愈后多复发。但中医多标本兼治，愈后则很少复发者，兹举一例证之。西门街尾有王二者，业屠，患慢性阑尾炎已数年，每年必发一二次。一九六四年夏，其病急性发作，腹痛欲死，大便脓血，西医诊断为慢性阑尾炎急性发作，并谓已化脓也，当急以手术治之。王闻之大骇，求予以中药为治。予谓，今已化脓也，不开刀恐有失误也。王再三恳求，谓予：我自愿如此，死亦不怨也。予乃为之治。服药两剂，腹痛大减，十数帖后，其病即愈。此病愈后，距今已十五年矣，迄未再发一次。急、慢性阑尾炎，余治愈甚多，很少复发者，余亦未多留病历，盖此证在今日已非难治之证故也，此仅举其一例耳。

泌尿系诸病治验

不论是肾盂肾炎、膀胱炎、尿道炎、乳糜尿，用"金匮肾气丸"法治之有特效。见尿血者加仙鹤草 30～60g，茜草 9～12g，小蓟 12～21g；尿浊者加萆薢 15～24g；尿短数，加滑石 12～15g，车前草 12～15g，瞿麦、萹蓄各 9～12g。如见舌苔白腻，无汗或少汗，体困腰痛者，加麻黄、细辛各 6～12g，主要是散少阴之寒邪。寒邪一解，内热自清，此与麻桂二汤治发热恶寒是一个道理。麻桂二汤皆无退热之苦寒药，而自能收到退热之效。海军某部毛某因公出差到全椒，急见血尿，腰酸痛，予以附片 12g，麻黄、细辛各 6g，块茯苓、猪苓各 12g，泽泻 12g，萆薢 21g，仙鹤草 30g，茜草 12g，一剂而止，再剂即愈。其人素有阳痿及前列腺炎，少腹疼痛，小便不快，后因其汗多，去麻、细，加紫草 9g 服之，不但阳痿得愈，前列腺炎亦随之而告愈。其人喜出望外，谓余曰：在上海（海军医院）治疗数年未愈，今日竟得病除！幸也！这次出差，对我来说，收获大了。

血痢治验

我家玉俊未及周岁时患血痢，高热不退，日夜下血皆数十次，病势十分危急。吾虑中药太苦，乃请西医治之。屡服氯霉素等药无效；予退热剂，体温稍降即升，始终在40℃上下，数日后声已微，有欲绝之象。吾以氯霉素饲之，胶囊破裂，药粉满口亦不知拒，知其已不知苦矣，乃释去服中药怕苦之虑，遂以川连、白头翁、川柏、银花炭、槐花、党参浓煎大剂，加地榆炭为末冲入，服药一剂，竟得热退痢止，告愈。至此，吾夫妇如释重负。先前惶恐焦急、昼夜不安之状顿失。后以此方治大人、小儿患者多例，皆应手速愈。可见，此方真治血痢之准剂也。

经病证治要略

妇科病即经、带、胎、产病，其中以月经不调最多见。

月经来早来迟，相差二三日者，经期基本上算是准的，若迟或早六七日者即为病。前人多谓早为热，迟为寒，实则不然。寒固可使经血凝滞不能顺利下行而使之迟，而热也可灼血致其干结而迟也。如外寒束于外，内热必加，则血也可因热迫而来速也。当一如伤寒例，外伤于寒，内必病热也。寒去则热也解，也如麻黄、桂枝二汤能治发热者也。如有经来之前数日腹痛，腰酸或痛，苔白者，均宜温之；无汗则用独活、细辛等药温散之；如周身不快，则加防风、羌活等药；如有汗，苔白，当用附片，用量皆在9～12g；苔白甚者，知其外寒甚，可加重药量，宜以当归、川芎、制香附、延胡索、郁金、鸡血藤、桃仁等理气活血药并用；如苔白而质红者，可知其虽有外寒而内热较甚，则宜于温外药中加凉血化瘀之品，如丹皮、丹参、生地黄、益母草、桃仁等药；如舌较光，视其人瘦弱者，当用参、芪补其正气为要；如兼湿滞则茯苓、猪苓、泽泻、薏仁等渗药也当加入，庶使全面得效，缩短疗程；如苔白质淡则但用温经活血之药；如舌绛而苔不白者，温药万不可用，当专用清凉活血之药调之；光者（舌如剥去外皮一般）加党参、太子参等以补之；口干或经血紫稠者，则加天花粉、沙参、生地黄等药润之，药量在 12～15g 之间。月经前乳胀（又叫面怀胀），此是肝气不和所致，如见苔白脉弱迟者，当以温舒肝气为主，再加以活血之药必有效，可用当归9g，川芎9g，白芍6g，青、陈皮各6g，姜厚朴9g，延胡索9g，郁金9g，佛手12g，制香附9g，红花12g，柴胡6g 等；如苔不白，质红绛脉数或小弱者，则以当归、川芎、黄芩、枳壳、枇杷叶各9g，郁金、桃仁各12g 等清降活血药予之。当然，还要看舌色之深浅以斟酌轻重，或苔薄白而质绛，脉浮者，是内虽有热而外又感冒寒凉所致，必加防风、荆芥、前胡等药以解表。总而言之，也是寒或热二者为病。寒者温之，热者清之，是一定之法也。或内有热而外有寒邪者，则当以温散药以解表，而凉血活血之药必不可少。调经之法大体不离乎此。

经来多日不止，从七八日至十数日，甚至一二个月不止者，辨证也当以寒热为主。如舌脉皆能证其为寒者，则当予止血药中加温药，如桂、附、干姜等以除寒；如属热者，则加芩、柏

等以清热，舍寒热不治而专以止血药予之，必不能治愈也。清
止之法，丹皮、地榆必不可少；温止之法，则紫石英、艾叶也
当用之，所以温子宫也。如经血紫黑，舌多瘀点或瘀斑者，不
以活血药予之不能止也。瘀尽自止。若强止之，必不能得到目
的，或转作他病也。一般医书多谓某药调经、某药种子，应知
无子者皆因经血不调，经血一调，自然受孕。经血不调，非寒
即热。寒者以温热药予之即调；热者以寒凉药予之即调。此为
一定之理，岂能说某药专能调经，某药专能种子乎？

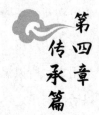

中医学源流大略

"医"上加个"中"字是在西医流入中国以后加上的，是有别于西医的意思，在这以前，当然只能叫做医学、医道或者叫医术了。

（一）第一期

中医学在世界上来讲，是很早很早的了，大约已三四千年。最早的医籍（书）有《素问》《灵枢》（又名《针经》），统称为《黄帝内经》，上面所载的是轩辕和岐伯等问答的话，内容包括人身构造、生理、病理及治疗等，多半是古代儒家和道家的义理混合而成的，如阴阳五行等。还有《神农本草经》。这些书皆非其人之实在语言和文字，前人早就怀疑，但"众说纷纭，莫衷一是"。或谓是上古哲人所作；或谓为周秦之间人所造；或谓出于战国之末；或谓出于六朝以降，但是都无根据。宋朝聂吉甫断其为淮南王刘向所作，是比较合理的。上古太远是否能有这样比较易解的文字呢？如汤盘周鼎皆为古篆，是不可能有这样的长篇大作而又易解的文字。周秦之间亦不可能，至谓六朝以后者，则仲景生于汉末，怎能引用后人之书呢？那就更没有理由了。刘向是汉朝人，汉末人引用就是合理的了。所以说，这些书是出于刘向，是比较合理的。今日《难经》文字卑涩，更不知何人所作。仲景引书所谓引用《素问》《八十一难》，《素问》即刘向所作《内经》，《八十一难》是指原有而今已失传的书，非今之《难经》也。例如仲景所说《胎胪》《药录》等书，今亦不见矣。《内经》是有参考价值的，但不可全信而已，取其精华、去其糟粕可也。又应该知道古代巫医亦颇占地位，包括祝由科。今之淘汰差不多了。这是迷信的产物，前人早已言之。就是"信巫不信医，六不治也"。现在早没有它的地位了。针灸也是很古即有之，可能还在汤药治病以前即盛行。今日用处更大，成绩更多，已是医者必修之课矣。因其比药物治病更便，而且为效更速故也。当然还有些病用针灸不能治而必须药物者，这也是应该知道的。又有扁鹊、仓公等皆古时有名医者，但无著作存在，只不过在史书上见其一斑而已。

（二）第二期

汉末长沙太守张机，字仲景，作《伤寒杂病论》，概括而又具体地写出了怎样辨证，怎样治疗，用何法，用何方来治疗疾病，说明了从古未有的用之于实际而功效可靠的一套东西来。在人类身体健康方面来说，这个贡献真是太大了，是无法估计的！直到今日，一二千年来在临床上还是起着很好的指导作用。同时有华佗者字元化，名高且在仲景之上，但未有完整著作存在，世传有《五禽戏》及《中藏经》，而《中藏经》似亦为伪托者，其名高之由或因小说家之言所致，也未可知。非若仲景影响之大且远，使人尊之为医圣也。晋有皇甫谧作《甲乙经》；王叔和作《脉经》，又整编了仲景的《伤寒杂病论》，而其主要的功劳仍在整编了《伤寒杂病论》一书，其名当亦为附仲景之骥尾而益彰。

（三）第三期

隋末唐初有孙思邈者撰《备急千金方》，天宝时王焘撰《外台秘要》，这是唐朝的两大名著，在医学上是一个很大的发展，更分析了女性与男性、小儿与成人、妇女病与小儿病的特点。其后，王焘又特为妇人、小儿立专章。宋代陈自明著《妇人大全良方》，钱乙著《小儿药证直诀》。所以说，都是受孙思邈的影响。又如许（叔微）学士著有《伤寒百证歌》《伤寒发微论》《伤寒九十论》三书。刘完素（守真）、李杲（东垣）、张从正（子和）、朱震亨（彦修），后人称为金元四大家。刘完素主百病多从火化，治疗主张是清凉剂，所著有《素问要旨》《伤寒医鉴》《伤寒直格》《保命集》《宣明论方》《素问玄机原病式》等书。李杲主病多内伤，治法主张温补脾胃，所著有《脾胃论》《内外伤辨惑论》《用药法象》等书。张从正主病多为积，所谓内伤、外伤、内积、外积等，治疗主攻，师承刘完素对伤寒颇有所得，以汗、吐、下三法为主，其代表作为《儒门事亲》。朱震亨在四大家中最晚出，故尽得三家之旨，言"阳常有余，阴常不足"之说，阐述相火为人身之动气，相火妄动为贼邪，治疗多用清滋之剂，所著有《格致余论》《局方发挥》《丹溪心法》等书。其间尚有张元素、王好古、罗天益、王履等亦皆有名于世。对医学上都有所贡献，有所推进。

培育中医药人才之我见

（一九八三年九月十七日）

（一）医德

开始学这门科学就要以德育为先，树立全心全意为救死扶伤、保障广大人民健康的思想基础，要了解我国古代圣贤式的人物是怎样对待这种光荣事业的。张仲景在他所著的《伤寒论·自序》中说："怪当今居世之士，曾不留神医药，精究方术，上以疗君亲之疾，下以救贫贱之厄，中以保身长全，以养其生；但竞逐荣势，企踵权豪，孜孜汲汲，唯名利是务，崇饰其末，忽弃其本，华其外而悴其内，皮之不存，毛将安附焉……余宗族素多，向余二百。建安纪年以来，犹未十稔，其死亡者三分有二，伤寒十居其七。感往昔之沦丧，伤横夭之莫救，乃勤求古训，博采众方……为《伤寒杂病论》合十六卷，虽未能尽愈诸病，庶可以见病知源，若能寻余所集，思过半矣。"范仲淹说："不为良相，愿为良医。"这是为国家为人民的豪言壮语。他是"先天下之忧而忧，后天下之乐而乐"的，以天下为己任的崇高品德的一个人。当然，在古今人类中这种人毕竟是少的，要人人都能企及是不客观的，但我们总希望多出几个这种人，所谓"虽不能至，而心向往之"；"医，仁术也"，自古以来就有这个口号，仁者就是能爱人，能济人之意，若不能爱人济人，就是侮辱了这个"医"字了。

（二）今日中医地位和任务

现在我国中西医并存，好比用二条腿走路一样，但中医这条腿不够健康，无论在数量上还是在质量上都是差的，应奋发图强才是。那就是应提高技术水平，敢于创造，敢于立新。原位踏步是不行的，我们的地位已经摆正了，我们的任务是沉重的，但也是很光荣的。这是我们和后来人都是不可不明白的。但老一辈的任务更重，应领导新一辈的嘛！

日本自唐代就接受了我国的医学，代有文贤承继和发展，著作之渊博浩瀚，是不可忽视的。我国倘不奋发争取，则坐待日本着先学遍了，岂不有愧！

（三）师资和教材

教基础理论课的教师最好多少有些临床的经验，而教临床课的教师就更重要了，经验愈丰富愈好，能随时结合到课本之中，使学员们能掌握一些诊治的准则。俗语说："头乳要吃得好。"高明的老师就能教出高明的学生，将来出来便高人一等，不高明者教出的学生，出来便是低人一等，而且个个都有了习惯性，对将来的临床诊治上的技术提高方面都是大有影响的。

1. 教材方面　个人以为《神农本草经》应熟读，尤其是常用药物的性能更应熟悉。医者是指挥的将官，手下无兵是不能作战的，兵的精与不精是关系着胜败的。《内经》选读一些，其余则看两遍就可以了，其中有精华有糟粕，必定是批判地接受，不能全部吸收。篇幅浩繁不能多浪费学生的时间，临床课要以《伤寒论》为重点，但其中也不无后人的糟粕混杂在内，如"太阳病欲解时，从巳到未上"；"阳明病欲解时，从申到戌上"；等等。《金匮要略》则较《伤寒论》更多混入后人的东西，如第一章第一条"问曰：上工治未病何谓也？师曰：夫治未病者，见肝之病，知肝传脾，当先实脾，四季脾王不受邪，即勿补之；中工不晓其传，见肝之病，不解实脾，唯治肝也。夫肝之病，补用酸，助用焦苦，益用甘味之药调之。酸入肝，焦苦入心，甘入脾。脾能伤肾，肾气微弱，则水不行，水不行，则心火气盛，则伤肺；肺被伤，则金气不行；金气不行，则肝气盛，则肝自愈。此治肝补脾之要妙也。肝虚则用此法，实则不用之。《经》曰：'虚虚实实，补不足，损有余'，是其义也，余脏准此。"这一条文，简直是"奥妙无穷，玄之又玄"了，仲景岂能做此种之语，真是"佛头着粪"。倘若要使学生读这种文，在这上面伤脑筋，岂不是浪费，而且可能把学生引入歧途。当教师者是不可不注意的。山田正珍氏说过："仲景不言五行"，凡冠以"问曰者皆非仲景之言"，确是正论。

2. 温病学方面 《温病全书》是不可不读的，此书乃近代时逸人先生原著，沈啸谷先生改编。时逸人先生是有独立思想的，是敢于打破陈规的进步学者，语直义真，切合实际，对诊治上有很好的实用价值。个人认为较《温病条辨》言简而正确。当然，《温病条辨》也不可不看，与《温热经纬》同作课外读物就可以了。《外感风热论》个人对它有怀疑，这是学术上问题，这里就不便多赘了。1962年全椒县办了一个中医进修班，学制是3年，我是《伤寒论》的讲授者，备课时写了《伤寒论备讲》一稿，后又写了《伤寒扫尘论》一稿，皆由学生们油印成书，是否能供教材的参考。

3. 外科方面 大多数人以为中医对内科还可以，外科则是西医之长，于是中医院校出来的学生对外科来说，多数是茫然

的。殊不知中医外科有许多独到之处，如动手术则西医自为擅
长，但那是到一定的程度非开刀不可的时候了，开刀是不得已
之事。在初发病时则中医的疗效是高于西医的，若是个有经验
和较高技术的中医，绝大多数都能有法得到内消目的的，就能
避免动手术，这对病人的经济上是有很大好处的，而且也少受
痛苦，易于康复，能在较短的时间内工作，岂不是对国家对人
民都有很大好处吗？举例来说，如阑尾炎（肠痈）、肺脓肿（肺
痈）及胆囊结石、肾结石等，都是可以用中药做保守治疗的，
效果也是理想的；更突出的是多种癌症（包括各种血液病，如
各种白血病及再障等）都是比较有办法的。个人就有几个治愈
病例。我虽年已八十，但仍在继续研究，想在临床上取得更多
更好的经验，遗憾的是无人支持（血液病现在是列为内科病
的）。倘若竟然把它抛弃了，则等于丢失了中医药学的一部分，
这不仅是对中医药学继承的问题，实际上对国家、对人民都是
一大损失，或者说是犯罪！

4. 外科学的教材　个人以为《医宗金鉴》中的《十二经络
歌》和《痈疽总论》是要熟读的，《外科正宗》和《外科全书》
都可作课外读物，讲授者必须是内科学也有一定的程度而经验
丰富的老师。而且外科是有很多秘法的，所以中医外科是较内
科更难学好的一门学科。有很多人认为外科易学那就错了，因
为外科是与内科同样的要诊断和治疗的本领，而外科又多了一
个外治，它不是难于内科了吗？真正高明的医生都是要内外精
通的，张仲景不也精于外科吗？如肠痈、肺痈等，不都是在
《金匮要略》中所载有的吗？内科和外科的诊疗理论基础是一致

的。但现在中医能治外科的已很少，关于这一方面奇才异能或身怀绝技者总还大有人在，不过不被重视，还没有发掘出来罢了。现在已有西医取而代之之势了。

（四）关于扩大中医工作人员的问题

1. 西医学习中医　西医学习中医的学习班也是一个办法，1976年滁县地区曾在卫校内办了一次。我在那里任教师。有几个大专院校的毕业生，有的还是所在医院的主治医师，那时还没有主治医师的合法职称，但总是在医院内被人所尊敬的医师。嘉山和来安都有这一类人参加了这个班的学习，态度都是认真的，是令人高兴的，成绩也都很好。但可惜回到本单位去恐怕仍是用西药多，用中药少了，因为他们对西医的治法是习惯的，而用中药就烦神了，这样起的作用就不太大了。但对他们在诊治方面的思路可能是丰富了一些，这也是有益的一面。

2. 研究生培育　这是高级的培养，要求也是高的，应当是进一步提高他们研究的能力，如多看些历代名医的著述，尤其是《陈修园集》不可不读，其集中有自己的，也有他人的，大多数是正确的，有些还富有创造性。要分清各学派的是非，是与非，不是执己见争出个高低来，专靠在文章上下功夫，说的有根有据都不能证明你是优胜者，一定要在临床上来证实。俗语说得好："病人是医生的最正确的考试官。"

（1）研究生不是秀才与举人　医学最高的指标是治病，不能像考秀才、举人那样，只要文章做得好就能中了。我国自古到今都偏向这一点，所谓什么"儒医"，这个称号是表达人们对他的敬爱之情的，所以许多"名医"就是有一些文化而被捧起来了，这尤其是士大夫之流所乐的事，但这些被捧起来的"名医"不一定是真正有治疗能力的人，他们会做文章能写出书来，于是就留名千古了，他们著的书是有害于人的，不可不辨。当然他们也并不是一点医学都不懂，他们对阴阳五行都能说得"奥妙无穷"，也能编造些汤头，似乎也技之有故，言之有理，但多是抄袭前人加以臆想，并非从实践中得来的。后人尊书就作为不刊之典了，岂不太可悲乎？举例来说，如药物方面，《中国药学大辞典》在细辛条下引用贾九如的话说细辛只能用二三分，若用五分就使人昏瞀而死。但在临床实践中个人常用三四钱（是十倍）亦未见到有何危险，且效果都是满意的。其所以如此云云者，无非是盲目地抄袭他人；或者他不信仲景之书；仲景汤方用细辛者多与白芍、甘草分量大致均等。或者他故立此言以证仲景之非，来突出他的创见以骇众求名。又如吴瑭的《温病条辨》说三焦辨证是始于刘河间，是他自己未读河间之书呢，还是欺他人皆未见河间之书呢？河间书中并无此说，何必要冤枉刘河间呢？这都是令人费解的。大概是好名心太切了吧。当然，他的书中有些是有益的，不能全盘否定它。

（2）不做汤头歌医生　研究生在辨证论治方面更为重要，更要提高，主要是在实践中证明他们的进度。听说有些老师要学生死读汤头，个人是不以为然的，汤方只有仲景的最正确，其他汤方何止数千，若一并死读，将累坏了学生。一般研究生年龄多在二十几到三十几岁的人了，年龄大了把书读熟是困难的。假使每个汤方能治一种病，那么亿万的病者是个个不同的，病也和人的状貌是一样个个不同的，靠几千个汤头歌还是不够的。古人说得好："得其要者一言而终，不得其要者流散无穷。"是要能掌握诊治的要点，能守一以应万变，处方个个都是中肯的，又何必要汤头呢？"汤头歌医生"是个贬义词嘛。汤头歌是初学时早就读了，加几首也不为过，但这不是研究生的主要东西。现举一例：有一病人，怯寒特甚，二三年中虽在炎热之时都非棉不暖，所以夏天也着棉衣，到秋凉之时就拥被卧不能起床了。食减人瘦，逐步地形销骨立而至危殆之状。县和省里的诸名老中医皆诊治过，当然都是以"寒者温之，虚者补之"的经义为治法了，大致皆是以姜、附、参、芪之类为主要的药物。这一温补的办法你能说它们错了吗？一般来说是合法的，但服药再多都是无效的，后被一个医生用硝黄为主下之，而佐以姜、附等热药，每日解三四次大便，愈解人的精神愈佳，连下三四日而饮食大进，遍体生温矣。然后以药调之十余剂而病愈。一直到现在还是比较健康的，算起来已二十多年了①。这个病例可不是假设的，病者和医者现在都在工作，研究生就应该研究这样的病例，理解这个诊治的方法，这样才可提高诊治的能力。但是后来有几个名医认为这个处方是不可为法的。我以为既能治好病就是可以为法的，难道治不好病的处方才是可法的吗？这也值得研究的，究竟是什么道理。

（3）活到老学到老　还有许多其他疑难病症，都是要深深思考的。没有高明的辨证方法，就不可能有高明的治法。这是深广无边的学问，即如我现在年已八十，行医六十几年了，总觉得每治一个病，就进一步理解了一些东西，哪怕是伤风感冒

① 该患者即边师亲自治愈者。

多治一个，就多一些经验，人是各个不同的，辨证论治也是各个不同的。能治好病不要以为就行了，比如服你的药须三剂才好，而他人只要一剂，这就说明人家比你高明了。诸如此类都是要认真研究的，不能专为做文章能取得学位就满足了。

3. 中医带徒 中医带徒也是一个办法，是可以补中医院校之不足的，对收进学员时不能苛求，只要语文通顺就行了。学习当中要严格，进步总是有快有慢，考试要认真。每年可以考试一次，只要及格就要给予应有的学位和职称，这是能鼓励他们前进的，不能做所限制。培养的目的是要能治病，学一年就能及格的总比学二三年不及格的好，四年不及格的就只有淘汰了。自学成才的只要考试及格应该做同样的看待，因为这种人更是可敬可爱的嘛，是不能规定他们学习时间和什么手续的。若多所限制就成扩大队伍的障碍了。学中药的，只要求对药物的性味、功能、产地和炮制方法等掌握，不能考试及格的，也要和学医的同样看待。

中医药人员所以少的原因，由来已久。自国民党统治时期就开始了，曾两次要取消中医。1949 年后又遭排斥。现在也是有限制的，而且又无处安插中医药人员，无处安插就是中医院办的太少了，现在简直还等于零①。多少年来办的都是西医院，近二三十年中也只是在西医院中安排三两个中医罢了，护理人员是零。就是这样下来为时已久了，中医药人员就少到现在这种程度了。若不积极来培育发展，中医是越来越危弱。

---

① 指作者写文章的 1983 年。

重视对《伤寒论》的学习和运用

（一九七九年十二月七日）

中医学分为寒温两派，是为时已久的了。在今天，温病学是占统治地位的，甚至可以说，现代的中医学就是温病学。人们常说，温病家看到什么病都是温病，伤寒家看到什么病都是伤寒；温病家喜用凉药，伤寒家则喜用温药。这些话，基本上是符合实际情况的。伤寒用苦寒和滋阴的方药也是不少的，"伤于寒者必病热"，何能不用苦寒和滋阴的药呢？但现在温病家既占统治地位，那么用药当然是清凉之类了。

（一）凉药治病由来

用凉药治病由来已久。金元时代刘河间就早已提倡，并还制定了一些伤寒方的代用剂。《伤寒医鉴》说："守真曰：自昔以来，唯仲景注述遗文，立伤寒 397 法，合 113 方，而后学者，莫能宗之。谓如人病伤风，则用桂枝解肌，伤寒则用麻黄发汗。伤风反用麻黄，则致项强柔痉，伤寒反用桂枝，则作惊狂发斑，或误用此二药，则必死矣。故仲景曰：桂枝下咽，阳盛则毙，承气入胃，阴盛则亡也。此语乃王叔和《伤寒例》的话。守真为此虑，恐麻黄、桂枝之误，遂处双解散。无问伤寒伤风，内外诸邪，皆能治疗，从下证、错汗者，亦不为害。如此革误人之弊，已不少矣。仲景处大承气汤、小承气汤、调胃承气汤，亦各有所宜。热势大者，大承气主之，微者小承气主之，胸中有痛，大便溏者，调胃承气汤主之。守真又恐承气有三，恐有过焉不及之患，遂处以三—承气汤以总之"。今人常说用伤寒法而不用伤寒方者，大概就是以此为楷模了。朱丹溪创"阳常有余，阴常不足"之说，于是养阴之法大行。虽张景岳有"阳常不足，阴常有余"之论，但没有被人注意。双解是否能代麻桂，究竟是"阳常有余"还是"阴常有余"，不在本文范围之内，不必多说。但用凉药治病，虽误而其害不速，热药误之则其害暴显。医者为自己打算，也还是宁凉毋热为妥。更有"明智"者，则专以不寒不热之药治病，虽不能愈病，但也无大害。若见人用苦寒之药则谓伤胃，用辛热之药则谓伤阴，自谓得不偏不倚的中和之道。

（二）中医保守习惯

1949 年以来，中医药学均有很大发展，但若与西医相比，那就瞠乎其后了。这大概是与我们中医的保守习惯分不开的，记得 20 世纪 50 年代中，章次公先生曾发表过一篇文章，批判了五行学说，立时遭到反对；又有一位医者，喜用附子，量虽数钱至一两，也引起了同行的大哗。从这两件事来看，好像是中医的理论基础是少不了五行的，方药是不许用热的。这两个框框一形成，确实束缚了许多人的手脚，更谈不上鲲化鹏游了。

东汉张仲景不慕荣势，精究医药方术，以悲天悯人之怀，著《伤寒论》一书，其自序曰："感往昔之沦丧，伤横夭之莫救，乃勤求古训，博采众方，撰用《素问》《九卷》《八十一难》《阴阳大论》《胎胪药录》，并平脉辨证，为《伤寒杂病论》合十六卷"。仲景著《伤寒论》，虽说撰用《素问》，实际上却是取其精华，去其糟粕，绝无一句浮泛不实之词。其辨证的六经之名，虽与《热论》同，但其意义大不一样。如《热论》之六经，言太阳必称膀胱，其余五经亦不例外。一日一传非常死板，而《伤寒论》之六经是规划整个人体的上、下、内、外各部。虽某些证候与经络有关，但并不受经络的约束。所以，言太阳而不言太阳膀胱经。又《热论》说："三阳经络皆受病而未入于脏者，故可汗而已。"而《伤寒论》少阳则忌汗，可见仲景是不受《素问》约束的，这种精神实为后世所罕见。

（三）《伤寒论》为万病立法

仲景的《伤寒论》是为万病立法，不专为伤寒而设。前贤早已说过，它既没有提到四时，更没有用四时来限用其方。后人作茧自缚，立了许多清规戒律来限制伤寒的方药，尤其是桂、麻、附、细等这一类辛热之品，限制之法太多。如冬时为伤寒，其余三时则谓之感冒，其治法用药也不同于伤寒。四时用药，各有其法，外散表邪则春宜辛平，以其气不寒不热也；夏宜辛凉，以其气热也；冬宜辛温，以其气寒也。所谓当顺其时，毋伐天和，医者无不奉为规矩。然后张飞畴《运气不足凭说》谓："谚云，不读五运六气，检遍方书何济？所以稍涉医理者，动以司运为务，曷知《天元纪》等篇，本非《素问》原文，王氏取《阴阳大论》补入经中，后世以为古圣格言，孰敢非之，其实无关医道也。况论中明言，时有常位，而气无必然，犹谆谆详论者，不过穷究其理而已。纵使胜复有常，政分南北。四方有高下之殊，四序有非时之化；百步之内，晴雨不同；千里之外，寒暄各异。岂可以一定之法，而测非常之变耶？若熟之以资顾问则可，苟奉为治病之法，则执一不通矣。"这是很有道理的。四时寒暑虽能影响人身，充其量也不过是与人身有密切关系罢了。所病者是人，不是四时。冬时严寒，万类深藏。人居密室之中，衣必裹棉，卧必厚被，外出则戴帽围巾，肌肤又复紧密自闭，风寒之邪，何由而中伤之？夏时炎热，人多避暑而就风凉。单衣赤膊，毛窍开张，风寒之邪最易袭人。虽有暑热中人之病，实则所见甚少。故夏时感受风寒者反较冬时为多。而叶天士的外感风热之说，人皆宗之，其实是值得怀疑的。王叔和说："四时之邪皆为寒。"此话是切合实际的。刘河间《伤寒医鉴》说："故一切内外所伤，俱有受汗之病，伤寒又名汗病。名曰热病，谓之伤寒。今春温夏热秋凉冬寒，是随四时天气、所感轻重及主疗消息不等，合而言之则一也。"

万病都应以六经辨证为准绳。六经是从外向内，同时也是从上向下，非如温病家所说伤寒的六经要横看，温病的三焦要竖看。六经辨证有太阳转属阳明或少阳，也可以二阳合病或并病，也可以三阳合病或并病。病之转变不一，而立法处方也是要随机应变的，若误治致逆之证状甚多，而仲景总说"若见何逆以法治之"，是也。陆九芝说："废伤寒则六经失传，废六经则百病失传。"关于三焦辨证，沈啸谷的《温病全书》说："吴鞠通著《温病条辨》，谓凡病者，始于上焦，在手太阴。又谓温病之经过始终皆在三焦，以此标题。自命有异于伤寒六经之传变，其托名河间之处。陆九芝于《世补斋医书》中已直揭其妄，陆氏以为攻其作伪之处，则温病传三焦之说，自无立足余地。然近来市井之医者，类多犹奉三焦之余唾，或告以此为鞠通之伪托，彼则以为河间所未言，即始于鞠通亦无不可。若以温病在三焦之说，果可成立，则上焦之温病须禁其饮水服药，苟饮水服药，独不防其传入中焦乎？在中焦之温病，须当禁其通利大小便，盖一经通利大小便，则病将传入下焦矣。如此说法岂不笑腾中外乎？"以上引论，无非要说明六经在辨证论治中的重要地位，不是为寒温两家分是非的。而且即使是温病也要用六经辨证的。至于卫气营血辨证，不过是由浅到深而已，这里就不便多说了。

（四）《伤寒论》重点在太阳

《伤寒论》虽按六经辨证论治，但重点却在于太阳，所以《伤寒论》中只太阳一篇就占了全书三分之二。因风寒之气初袭人身总是从外向内发展，设若风寒初入于人身之表，就是太阳病。可一汗而解，绝大多数都是不能再深入而致他病的，只有当失治或误治才能导致他病。所以学伤寒者，应该从这点上特别注意。风寒之邪多数是由头顶及背部、皮毛而入，是名太阳；或有从面部及胸前而袭入者则为阳明；或从人身两胁，也就是从左右两侧而袭入者名为少阳，并非初病一二日皆为太阳。但太阳病总是占多数。如能真正明白太阳的治法，其余五者，也可以说"思过半矣"。

太阳病分中风与伤寒两证，但许多注家把风寒二字各持己见的乱解一通，唯丹波元简说得好："其表实闭而无汗者名为伤寒，其实受邪之风寒，不知果何如，只就其表虚表实，无汗有汗，而立其目，以为治疗之方耳。故不曰此伤寒也，此中风也，而下'名为'二字，其意可自知也。"

仲景制方至为精妙，桂枝汤是治表虚有汗的，麻黄汤是治表实无汗的，但头痛发热恶寒症状是相同的，而桂枝是于补中解肌，麻黄则偏重发汗，然皆为辛温之药，其妙处在有发热症状而不用清热药，使其在表之风寒得解而热自退。这就是治病求本的意义。今人一见有发热症状就说是风寒已化热，急以退热为务。于是黄芩、青蒿、地骨皮之类都用上了，熟于温病者则桑菊、银翘自是随手拈来，绝不敢用温热之药。病轻者则能治愈，或不治亦可自愈，若所受风寒较重而如此治之，未有不失误病者。由此并可推知河间之双解散未必能治麻桂二证。

于麻黄汤一法，《医宗金鉴》说："此为纯阳之剂，过于发汗，如单刀直入之将，用之若当，一战成功；不当，则不戢而招祸。故可一而不可再。如汗后不解，便当以桂枝代之。此方为仲景开表逐邪发汗第一峻药也。"又说："麻黄汤之峻与不峻，在温覆与不温覆也。"《伤寒类方》说："恶风无汗而喘者，乃肺气不舒之故，麻黄治无汗，杏仁治喘，桂枝、甘草治太阳诸证，无一味不紧切，所以谓之经方。"柯韵伯说："予治冷风哮与风寒湿三气成痹等证，用此辄效，非伤寒一证可拘也。"《外台秘要》深师麻黄汤疗新久咳嗽唾脓血，连年不差，昼夜肩息，于本方去杏仁加大枣。又疗上气咳嗽，喉中水鸡鸣，唾脓血腥臭，于麻黄汤本方加生姜。又《太平惠民和剂局方》三拗汤，治感冒风邪，鼻塞声重，语音不出；或伤风伤冷，头痛目眩，四肢拘倦，咳嗽多痰，胸满气短，于本方去桂，三味生用加生姜，麻黄不去节，杏仁不去皮尖，甘草不炙。《仁斋直指方》加减麻黄汤治肺感寒邪咳嗽，于本方加陈皮、半夏、紫苏叶、生姜。《舒氏女科要诀》说："会医一产妇，发动六日，儿已出胞，头已向下，而竟不产。医用催生诸方，又用催生之灵符，又求灵神炉丹，俱无效。延予视之，其身壮热无汗，头项腰背强痛，此太阳寒伤之营也，法主麻黄汤。作一大剂投之，令温覆，少顷得汗，热退身安，乃索食，食讫豁然而生。此治其病而产自顺，上乘法也。"

以上诸家是真能融会贯通，灵活运用者，尤其是最后一例为最妙。

麻桂二汤为治太阳病的统帅。如桂枝加葛根汤、桂枝加附子汤、桂枝去芍药汤等，或另有他证，或误治者，皆由桂枝汤加减之，即可恰到好处。

必须注意，论中极少有舌诊，近人承谵庵著有《伤寒论新注》，每证都加上了舌诊，这对于学习《伤寒论》是大有裨益的。

（五）推其理，用其法，几乎无病不可治

我行医六十多年，曾有二十多年以温病法治病。近三十年来渐而习用伤寒法，觉伤寒方治病为效显速，尤其是在近十几年来，获益更大。推其理，用其法，几乎无病不可治。如各类型血液病，血小板减少紫癜病、慢粒、再障、慢淋等，都有治愈病例。下元虚寒属少阴者以桂附助其阳热之气，而尤以附子为主药；出血者则佐以止血之药，其效果皆佳。若阳热浮冒者，以龙牡佐之。有胃癌一例最为突出：一妇女患胃癌，在八四部队医院切除后五个月复发，满腹胀大如石硬，不能食，也不大便。部队医院告病者说癌细胞已扩散到满腹，无法进行治疗。后到我处就诊。我见其瘦骨嶙峋，奄奄一息，乃以桂附以助其阳，而以硝黄下之，方后得大便，能进稀粥。又以桂附理中之药数

帖，其效甚速，后又服药数帖，竟然告愈，今已数年，其妇健壮如常人①。

今人视桂、附、麻、细如虎狼，不敢用或用量甚微，无效则责之伤寒方无用，或竟说是古方不治今病，治法过时，而独不思其用不对症，或用量太少。如麻黄附子细辛汤，麻黄、细辛各二两，附子一枚、炮，即使古时度量衡小于今日，也没有十分之一的差距，即使是十分之一，麻细也当各用二钱，今人仍执细不过五，麻不过八之谬说，又怎么能取得效果呢？我常用麻细二药皆在二至四钱，并未见有差错。

用伤寒方除论上所述的适应证外，还可以扩大使用。我曾用乌梅丸法治蛲虫病、荨麻疹和胆囊炎等症。以麻黄附子细辛汤加清热利尿药治肾炎腰痛及泌尿系统结石等症，皆有良好的效果。

（六）学是为了用

现在各中医院校几乎都开《伤寒论》这门课，其他习医者多数是读过《伤寒论》的。许多人也认为《伤寒论》是治外感的好方法，但在实际用药时，就见不到麻桂等药了，即使一些人用了，也是畏首畏尾，谨小慎微。这种观点和做法，是不利于祖国中医药发展的。重视学习和研究《伤寒论》，重视伤寒方的临床运用，对中医药学的发展及人民的健康事业无疑是大有益处的。

---

① 王德群按：1976 年，我随边师学习时，曾数十里路骑车专访该妇人，正如师言也。

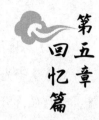

第五章
回忆篇

妙手佛心边正方

　　清朝后期，甘肃陇西大院名门望族"边府"的回族一脉，逃饥荒一路南行，来到寿州（今安徽寿县）。其中一支继续往南，定居于庐州府（今合肥市）北门盐叉子。

　　曾祖父个子不高，却有着回族的罡气。听长辈们说，他儿子考秀才时，因祖籍不在合肥而受到阻拦，曾祖父举斧断喝，小儿才进得考场。考前，曾祖父曾请测字先生为小儿问过一卦，小儿写了一个"牆"字，测字先生当即解道：你们是回族？"回"字在"牆"一定能中，且"回"上有两人，当中第三。是不是考中第三名无从考证，中得科举却是真，且一发不可收拾，直至贡生，时作山东莱阳县知县候补。

　　此后，该贡生凭借着较为渊博的学识和过人的口才，专事公堂诉讼，几乎是无往而不胜，"边矮子"之名一时威震合肥双岗，无人不知，无人不晓。但不幸的是，当朝廷快马督其上任之时，贡生却因病去世，享年三十九岁，留下四男一女及寡妻。几年后，其妻便带着第四子改嫁。

　　这个贡生就是我们的祖父边怀清，清朝科举制度的最后一

附篇　医　话

091

届拔贡。

（一）与佛结缘

父亲生于光绪三十年（1904年）腊月二十五，原名边宝新，字月如，男丁中排行老三。成年后，父亲自改名边正方，乃立志方正做事、方正做人之意。父亲天庭饱满，下巴长而圆润，高挺的鼻梁下，有一如同悬胆的鼻头，眼眶深陷，双目大而有神。祖父死时，父亲仅七岁，友人感恩祖父生前的名望，免费接收父亲进学。父亲天资聪慧，又敏而好学，不久就脱颖而出，三年读完小学，并且成绩名列前茅。老师常在众生面前夸奖父亲说："此儿将来必成大器！"

边家长子名叫边宝廉（后更名边正刚，九华山寺庙住持，法号宏瑞），其时已二十出头，因参加孙中山领导的讨袁战争，失利后遭缉拿，遂上九华山避难。

大伯走后，边家唯一的女孩边宝英嫁给了肥西分路口王氏家族。王家先辈乃李自成身边的随军医生，祖传中医外科，专治刀枪箭疮，生活还算富裕。二伯和父亲生活没有着落，只好投奔姐姐处暂栖身。兄弟二人一边帮忙干活，一边当学徒。

我父在当学徒时，王家药铺包药的纸张，没有一张是白净的。只要有空暇，父亲总是先在纸上写大字，再套小字，直到把纸写满为止，所以在学医的同时练就了一手好字。3年后，两兄弟学成出师，开了一个小诊所，但苦于年轻，医术尚不精湛，门前几可罗雀，很难维持生计。

有一天，邻居将他们大哥去九华山出家的事情告诉了兄弟俩，四叔在继父家也很不如意，于是三人一起上了九华山，投奔了大伯。从此，九华山就有了四兄弟齐心礼佛的佳话。从此，我父就与佛结下了不解之缘。

兄弟三人到九华山后，不久即一同进入闽南佛学院进修佛学，与懒悟大师、巨赞法师同窗并且友情深厚。父亲在学佛的同时，作为厦门大学的中文系旁听生，巩固了私塾所学。作为闽南佛学院第一届学子，因其文采绰绰，深得九华山祇园寺老方丈赏识，1932年召其回九华山祇园寺，先后任该寺知客、监院、方丈。

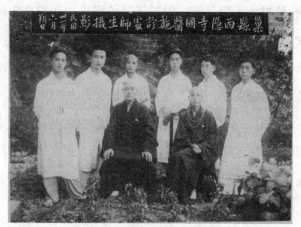

边正方在巢湖西隐寺留影（前排左）

我父二十一岁于宁波天童寺受戒，法号宏志，二十九岁任祇园寺方丈，在祇园寺住持多年，对九华山的每一寸土地都倾注了无限深情。祇园寺大殿的柱子年久失修，前几任方丈想加以修葺都力不从心，要么是资金不够，要么是没有好的整修办法。我父四处化缘筹集巨款，找来能工巧匠，共同商议。最后，我父亲研修数日，参考了许多建筑维修的方法，决定在原来柱子的外围加固木柱，二者之间保留一定的空心距离，填上近似水泥砂浆一类的材料，使内外两柱紧密结合，从而达到合二为一的目的，使其长久坚固，效果极佳。现在祇园寺大柱仍维持着我父亲当年修缮的模样。

通往祇园寺前殿的地上，有一幅巨大的荷花图，亦是父亲所绘之作。虽然作品尚不成熟，但对于每个踏进祇园寺大门的香客而言，那是一个即将踏入佛门净土的象征。

坐落在玉屏峰下的慧居寺，大柱上至今还悬挂着一副对联："长江此仙堦，云海苍茫，时闻天风传塔语；九华真佛国，梵宫巍峻，日照神岭散炉烟"，这是父亲亲撰、亲书之笔。《九华山史话》赞美说："联语工整，书法洒脱遒劲，字里行间绘声绘色，具有浓郁的宗教气氛，是九华名僧宏志的杰作。"

在九华山出家期间，父亲巩固了他的中医基础，自学《黄帝内经》，并深攻张仲景之《伤寒杂病论》，扩大了他的医学造诣。他将救死扶伤与普度众生之心融合，治疗病者无数，深得九华人的爱戴。

就在我父亲立志要为佛奉献毕生心血的时候，有一天，山中来了一位奇人，他坚持要为我父亲预测前程。这位奇人端详良久，测算了父亲的生辰八字之后，妄下谶言："今日大和尚享尽清福，将来还要尽享洪福的。"吓得旁侍面面相觑，喝其出门。我父亲笑而未答，不以为然。

1937 年抗日战争全面爆发，不仅给中华民族带来了深重灾难，也冲击了佛门这方净土。

为逃难，我父亲在上海法租界潜修了 6 年，1942 年回到芜湖任佛教协会会长。在巢湖西隐寺，他带领众僧多次开展义诊活动，光大佛学宗旨，弘扬医学文化。但好景不长，1946 年秋，因任所芜湖东能仁寺为国民党军队强占，父亲遂忿然还俗。

还俗三十多年后，安徽省佛教学会请已七十八岁高龄的父亲为佛教发挥余热，就任安徽省佛教协会理事。我父凭着对佛的虔诚和爱戴欣然应允。重大佛事活动，父亲总是为省佛协出谋划策，为仁德法师出访东南亚国家亲写佛学讲义，亲拟佛事章程。

1986 年，东南亚诸国佛家弟子礼佛九华山，九华山举行了盛大的仁德法师升座仪式，邀请我父重返九华山。九华人闻之，口口相传："佛把九华老和尚送回来了。"父亲即兴诗书云："曲水重山得得行，烟霞扑面眼长青。山灵若见应相识，我乃名山旧友人。"喜悦之情，跃然纸上。

（二）济世情深

1946 年还俗后的父亲，携母亲赴南京、合肥、滁州、全椒等地行医，几经辗转，终于在全椒县城落脚生根。

父母亲初到全椒，最先在穷乡僻壤周家岗落脚。那里山深林密，缺粮少水，人也极其孤陋。见到有两个不同寻常的外人，看似父女，实则却是夫妇，就像看到外星人一般，常常在远处观察他们，不敢近前，就更别说请父亲看病了。

在那里，父亲卖掉随身一些值钱的物品，开起诊所。母亲脱下高跟鞋，剪短旗袍，干起繁重的家务劳动。父母相濡以沫，患难与共。白天张罗药铺，照顾几个儿女，晚上去几里外的山洼里挑水，生活极为艰难。

诊所刚开张不久，就遭受惨重一击，父亲险些丧命。

一日，四个大汉抬着一位病妇来到诊所，妇人病情非常严重，几乎昏迷不醒。父亲看罢面露难色，不愿医治，病家一再恳求。父亲救人心切，当即把脉看病，开方抓药。病人回去以后，第二天诊所前突然聚集了大批人群，不容分说，砸铺的、摔盆的、哭闹的、撒泼的，抢走家里许多值钱的东西，最终还把父亲五花大绑带走了。他们硬说我父亲医死了妇人，要父亲偿命。这突如其来的晴天霹雳让母亲不知所措。在举目无亲的乡村，母亲无依无靠，她拖着儿女四处寻找父亲。父亲第三天才遍体鳞伤地回到家中，夫妻抱头痛哭。后来才得知，病妇看完病，在回家途中就已身亡，家人有意第二天报丧，为的是图些钱财。

因为此事，反而让周家岗人看到我父母二人的善良，从此他们接纳了这一家异乡人，父亲的诊所应接不暇。

1949 年后，父亲响应政府号召，在周家岗办起了全椒县第一个公共医疗诊所。几年后父亲的名声越来越大，他的医学见解得到百姓的认同，全椒县医院成立之初，就吸收父亲进入县医院。

我们全家在县城落脚后不久，为了拯救更多的生命，父亲主动要求下乡巡回诊疗，1958 年，来到了缺医少药的马厂乡。在那里，他不仅发挥了精湛的医术，而且还利用自然资源，自制药品，让许多濒临死亡的人起死回生。

1960 年春，父亲巡回诊疗归来，重返县医院，在县医院中医科施展了更大才华，也有了更多精力去研究《黄帝内经》《伤寒杂病论》等诸多医学经典。他亲手制作人体模型，绘制人体穴位图，指导年轻医生学习掌握针灸之术。

父亲擅长中医，对治疗肝病、肾病及癌症也有独特方法，在全椒有"再世张仲景"之称。

父亲治疗肝病非常有名，有时下班了，还会有病人来到家中看病；有时中午吃饭时，病人担架抬到家门口，父亲马上丢下饭碗诊治。邻居们非常佩服父亲的勇气和爱心。

父亲看病有两大特点：一是用药剂量准，所以治病往往不出三副就能见奇效；二是用药常常出其不意，不走常规，所以能治疗许多疑难杂症，实习生常常瞠目结舌，赞叹道：边老用药真是出神入化。

一位老妇人，乳房生有包块，别的医生一直当肿毒在治，不见丝毫效果，经父亲诊断，认为当是癌症，病人再赴南京医院检查，果如父言。父亲用虎狼之药下之，不久就痊愈出院了。几十年前，父亲仅凭肉眼和脉象就能确诊癌症，而且全中药治愈，当为奇迹。

父亲的医术遐迩闻名，省内外慕名求医者络绎不绝。当然，父亲也会有遗憾。有的病人，几元钱、十几元钱一副的中药，竟然吃不起，主动放弃了治疗。父亲常常感叹：我医得了病，却医不了穷啊！父亲因此写诗云："喜因多病亲尝药，愧少良方广济人。"

父亲对白血病的治疗和研究，得到了国家、省、地区卫生部门极高评价。卫生部派专人前来考察，在滁州地区成立了以我父亲为中心的白血病治疗小组。1962年，他在全椒县创办了中医培训班并任教，培养了一批中医。1976 年，他赴滁州中西医结合学习班讲课，其辨证论治的治疗方法，令许多西医同行交口称赞。

1986 年，父亲成为安徽省首批从事科技工作五十年的八十名科技专家之一，受到安徽省科技厅嘉奖，颁发"半世纪耕耘科苑，为四化余热生辉"横匾，赞誉其行。

父亲著有《伤寒论译注》《伤寒论备讲》《伤寒扫尘论》等，其医学实践经整理已编成《边正方医案》，名字被收入《中国医学名人大词典》。

父亲十六岁学医，八十三岁退休，九十三岁还能开药治病，前后七十四年（按十九岁出师行医计算）。青年时遭不白之冤，中年时遭肺病折磨，"文革"期间因诗画而遭抄家、游街，几经摧残；从合肥开会返回全椒，路途颠簸而腰骨断裂；晚年又因看病出诊而摔断股骨。伤痕累累，病痛不断，甚至九死一生。古语云："上医治未病"。我父将佛理与医理融会贯通，在治疗身体疾病的同时，不忘用佛教的理论，劝患者万事宽心为上，宽则不郁，不郁则病不生。

父亲还有一个遗憾：安徽中医学院（现为安徽中医药大学）成立之初，曾下调令调我父回合肥，可是全椒县卫生局唯恐人才外流，扣下调令，从此我父无缘重回故里。但他淡泊名利，不求闻达，言正行方，名如其人。

（三）鸿儒之交

父亲少时就学于私塾，后于厦门大学旁听，熟背唐诗、宋词及大量经典古籍，临摹过怀素、王羲之等名家名帖，诗画功底深厚，诗有"寒泉穿石瘦，霜气过林红"之称。著名美术家童学鸿先生与我父亲素有深交，他作的画，喜欢叫我父亲题字，两人合作过多次。童学鸿曾力请我父前往省艺校专教书法，但父亲放不下他的悬壶济世之心，婉言谢绝了。

父亲游历过众多名山大川，并结交了各界学士名流，与懒悟法师、巨赞法师、林散之、郑曼青等人交往甚密。

"文革"后，巨赞法师担任中国佛教协会副主席的消息在报纸上登载后，我父寄诗云："八十已过仍故吾，韶华易逝又年年。伐毛洗髓君休问，赚得儿孙满膝前。"法师回赠劝慰道："儿孙满膝何云赚，知是尘缘业未深。七载关中焉有我，今朝又是座中人。"并约父亲往北京一聚，可惜父亲后来腿部有疾，未能成行。

林散之与我二伯边竹安关系甚密，他也曾将自己的《江南纪游》诗稿寄给我父亲，我父读后赞曰："江南一片彩云来，照眼青光丕塞开。披卷行程几万里，诗情画意莫非才。宾叟作画重笔墨，栗老文章多丘壑。美俱难并公兼之，更添草圣成三绝。"林散之赠我父亲的书法条幅，至今仍在老宅收藏。

在九华山时，国民政府主席林森曾在山上逗留几日，与我父谈话颇为投机，其合影成为"文革"期间批判我父亲的一大罪证。父亲还与张治中、戴笠等有相识之缘，合影于"文革"中销毁。在上海，杜月笙之子送过我父亲一副颇具绅士风度的铂金丝边眼镜，"文革"时被抄走，所幸之后得以返还。

在全椒定居三十余年，父亲与当地乡绅名流交往甚密，与王稼宗、张汝舟结为知己。他组织诗社、画社，徜徉于吴敬梓故居，常于茶余饭后，品茗唱和，也尽享文人风流。

他的诗词书画，在他九十大寿之时，全椒县为其出版了《听香室诗书画》一书，欧远方先生为父亲的书画册题字，陈葆经先生写序诗云："文坛乔梓重箕裘，锡杖埙篪作壮游。一自身抽先泛宅，三经肱折广扶瘵。诗词书画开余事，德业声华布大猷。盛治颐龄鸿举案，繁花硕果许凝眸。"

2000年父亲逝世后，所存书画都捐给了九华山，仁德法师接受此赠，并以隆重的方式将父亲的骨灰安放在九华山塔院之内。

（四）金玉良缘

父亲在芜湖东能仁寺出家期间，与因病误进佛门的母亲相识。母亲小父亲十五岁，聪慧貌美，深得师太喜爱。师太看重我父为人亲和善良，且博学多才，在乱世之中值得依靠，故临终前将母亲托付给了父亲。一夜，父亲正酣睡，师太突然入梦，说了些不解之语，父亲正待细问时，她却飘然离去。这时忽有叩门之声，报"师太圆寂"，父亲大惊。

还俗后，父亲与母亲结为连理。我的父亲与母亲的结合，本身就带有浓重的传奇色彩，他们的年龄差距很大，以及他们的僧尼身世，在全椒县常会引来猜忌。但聪慧貌美的母亲，如同对待兄长一样崇拜父亲。在父亲的指导下，母亲迅速掌握了部分医理和药理，学会了采药和制药。父亲看病，母亲配药，珠联璧合。

在那个精神与物质匮乏的年代，他们用聪明与智慧、善良和勤劳，维持着一个幸福美满的家庭。父亲用他那雕刻过佛像的双手，为我们自制象棋、围棋，与母亲一起教我们琴棋书画、手工女红。

"文革"期间，父亲遭受巨大冲击，他遭受过无数不白之冤。挫折来临，他泰然处之，似在陶渊明的境地中活着，却也悠闲自得。"文革"期间，我家珍藏的许多珍贵照片被销毁，名人字画及两幅敦煌名画、明清稀缺古籍大多遗失，父亲痛心不已。平反后，县医院领导曾问父亲如何赔偿，父亲说："价值连城，无法补偿！万物以它能存在的方式而存在，罢了！罢了！"

虽然父亲宽以待人，但对子女要求严格。我们兄妹五人在父母的耳濡目染下，各得所长。三人工作在教育战线；一人继承了父亲的衣钵，成为全椒县新一代名医；一人酷爱机械，成为高级机械师。

全椒县人民政府基于父亲对当地医学界、文化界的贡献，于1994年父亲九十周岁华诞之时，举行了盛大的祝寿仪式。他们采用了县城最隆重的方式，歌舞团为祝寿编排了歌舞，县委书记、县长亲临现场祝寿致辞。父亲满怀感激，口中喃喃。此情此景，恍如昨日！

2000年6月27日，父亲耗尽了毕生心血，抛却妻儿离世而去，享年九十七岁。张汝舟先生曾有诗赞曰："诗书画，德艺双馨；医佛缘，普度众生。"概括了我父亲丰富而奇特的一生，佛缘、医缘、书画缘是他一生的难解之缘。

边玉俊，边玉鸾

（原载江淮文史 2013 年第 5 期）

父亲的医学思想

　　我少年时曾从父亲那儿学了一段时期的岐黄之术，当赤脚医生时曾实践过父亲的医术是正确而有卓著成效的！以后进厂就再也没有行医，而成天与机械在一起。至退休前，虽成技师之才，父亲的医道在头脑中渐渐淡出，但父亲的学术思想在脑中印象益深。每当夜深人静，总觉在无边的黑暗中有一团明亮的闪光使我睡意顿失，辗侧难眠。那是父亲智慧所迸发出的最美丽最灿烂火花！父亲的学术思想太精彩了，我不由得时时为之震撼！

　　父亲从医大半个世纪。早年曾就读于厦门闽南佛学院第一届研究班，并在厦门大学进修中文，学的是佛学和文学，而不是医学。少年时在亲戚姑父开的药铺当学徒，学的仅仅是中医外科。因年纪太轻行医不能立足，遂上九华山出家。可以说父亲在整个中医学上的成就与造诣与年轻时在佛教圣地长年累月的刻苦钻研和自学是分不开的。长年的佛家闲逸生活使父亲有充足的时间去梳理华夏中医学的脉络，从繁琐复杂和纷乱的各家著述中整理出一条清晰明白的脉络，并加以概括总结与简化，力求付诸实践。用简化了的理念去指导自己的临床实践，结果闯出了一条新的、独特的、然而被实践证实是成功的道路。我们这些子女就见到了父亲用这种理念治好了一个又一个病人，治好了一个又一个疑难杂症。父亲他老人家用自己的研究与实践为中医学闯出一条人类克病制胜的道路，这就是他老人家说的由繁至简，简则提纲挈领，简则使其具有更好的可操作性，简则使其成为实战利器！由于我曾经从父学医，对父亲医道略知一二。本文浅涉父亲的医学思想仅供中医学同仁笑阅玩味，权当是班门弄斧矣。

文中分为两部分，即药学思想与辨证论治思想。

（一）药学思想

药学思想又可分为识药和用药。

1. 识药　父亲除了熟悉大量的中药外，对中药还有他自己独到见解。他能根据药物的形态、质地、颜色、气味等即可知其药是走表、走里、走经络、走脏腑等，或是寒、是热，或是滋补或是破结，或是潜降或是升发也。

（1）质地　他说万物与药皆通矣，如质轻稀薄之物它们不足以成形，而飘散于虚空中，走而不守易流动，而具有升发的作用或现象。例如自然界的水、空气、光等，中药的薄荷、荆芥、藿香等散发气味，芳香质轻之药则有解表之功，助无形，谓之清扬发腠理。凡有形之物，因为质量达到一定的密度，如磁石、龙骨、龟板之类重浊之药，有潜降入脏腑之作用而助有形，故谓之浊阴走五脏。又苍耳子、夏枯草、菊花等质地清扬者治清明之府，宜头昏头痛之用；龟板、鳖甲质地重浊、滋阴潜阳健骨治痿软。此乃"清中清者营养精神，浊中浊者坚骨强髓"。这是关于轻重之药体会。

（2）色味　药物以颜色推之，赤为火，青为木，黄为土，白为金，黑为水。对应脏腑肝青、肺白、脾黄、肾黑、心赤。以脏腑与味觉对应有肝酸、肺辛、脾甘、肾咸、心苦。于是就有了味苦之药入心，味酸之药入肝，味甘之药入脾，味辛之药入肺，味咸之药入肾。如食盐入肾，食之过多伤肾，少则益肾也。六味地黄丸和淡盐水服之最宜。

（3）结构　根据药物内部结构的疏密也可论其特性。例如，有的药物中部空洞，则对应于实证，麻黄不能在临床上用于虚证，由于其质在表，所以有发汗解表之功。《伤寒论》太阳之为病，脉浮头项强痛而恶寒，若无汗者为表实，麻黄汤主之。麻黄是麻黄汤中的主药。若有汗者为表虚，桂枝汤主之。桂枝乃桂枝汤的主药。桂枝与麻黄不同，其质密实，具有补的作用，适于虚证。

（4）壳甲　某些动物坚硬的壳甲，如牡蛎、鳖甲，还有某些植物坚硬的外壳或内部的核仁，如枳壳、桃仁，即硬质的药物具有破结、消痞与活血化瘀之功。

（5）枝蔓　形如枝干或藤蔓类的药物，如桑枝、海风藤具有祛除风湿、缓解肢节拘急、镇痛之用，尤其桑树尽得箕星之精，最能祛风祛热也。

（6）纤维　植物内部富有纤维，并且有脉络贯穿其间，如丝瓜络等能疏通经络。

（7）质轻多粉　还有一些质轻多粉的药物，指甲一刮则有微粉乱飞，如茯苓、猪苓就能渗湿。

以上是父亲根据药物的形态、质地、颜色、气味等来推知其性能和走向的思想，非常独特！

2. 用药

（1）趋利避害　中药大黄能除结通利，是攻下的药，其力较猛，对虚寒有结者施用则需慎之。父亲在临床施方时，加附片、桂枝、干姜之类以保病家中焦不受损伤，以抵消大黄的苦寒作用，仅取大黄通下之有利作用，因为既结不通下也不行。此例是利用一些药的作用去抵消另一种药的不利作用，而只取另一种药需要方面的作用。

（2）寒热药并用　父亲的处方中寒热药同用，看起来很矛盾，有些同行对此甚是不解。父亲告知我，病人外寒甚重，内热郁结而不得发泄。若是仅用清热之药，热邪反而不除。此用药片面矣，必须同时用温散之药去除外寒，去除外寒等于打开了门窗，此时热邪在寒药打击下从门窗夺门而去。这就是开门打狗，门窗不开，狗只能给你打得在屋里乱窜而出不去。父亲用药方法如此精妙，岂是那些认为我父用药矛盾的泛泛之辈所能理解乎。

（3）灵活运用　有病家患乳糜尿，尿稠浊，经西医化验确诊，中医称为膏淋。用金匮肾气丸主之，即熟地黄、桂枝、附片、山茱萸、山药、丹皮等。如病家偏热，可用二地，也就是生地黄也用上，二地黄份量适当增加，而桂枝与附片适当减少。凡病家苔白腻，脉软小或迟，且四肢不温者，多为腰痛或下肢酸软无力，头昏晕，振振欲擗地者，周身无力，食不知味，或不能食者，多汗、失眠、心悸或筋惕肉瞤者。但见二三证即可。不必全有，皆真武汤为主方，药是茯苓、白芍药、白术、附片、生姜或干姜。若脉浮者可加桂枝，若头痛加苍耳子。父亲曰：汤方丸散等组方是前人总结出来的，让后人在临床时有章可循，有法可遵。但是医家在治病时需根据病家实际情况，不可生搬硬套。其中一些药剂量可以添加或减少，一些汤方中的组药也可以变动，但要切合病情，有汤方，而又不被汤方所约束。

（4）用药稳、准、狠　父亲常说用药轻飘，以药试病是医者贻误病家病情的失误之举。医者一旦判明病情就不应迟疑，不应投鼠忌器，徒生顾虑。应坚决果断地用对症之猛药给病邪以沉重的毁灭性的打击，力求一举歼之。

记得有一步履艰难的病人，用父亲开的处方从药房取到了六大包药，感到骇然！问我父亲："边老先生，您给我开的药像是给牛吃的？"父亲说："你把药一定吃完，吃完就来告诉我。"仅过3天，病家兴冲冲地来向我父亲报喜说："我多年的老陈病给您老一炮轰掉了！现在我浑身舒服，走路轻松有力。以前我找别的医生，跑过好多地方吃了几稻箩的药总不见好转，要是早找到您老我就不受那么多的冤枉罪了！我真要好好谢谢您。"说完，不管我父亲如何推辞，竟把一只装着活鸡的蛇皮口袋一丢就要扬长而去。父亲从不收人东西，连说不要，"看好病人是医生的本分，再说国家有工资给我，这是我应该做的。"

父亲下药如此之重，但是他不怕，因为药用得准。若是一般医生是没有这个胆量的。他说是医者必须精于四诊八纲，辨证论治才能彻底搞清病情，再加上熟悉药性，才能做到用药准确，所谓的狠，是以准为前提的。

某些习医不精，或不了解医道的人说我父亲是一员光用大刀阔斧砍杀的猛将。我认为此言差矣！如前例用桂、附、姜抵消大黄一些不利的作用，可见我父用药也是相当稳重，周全与妥帖的！有心研究我父亲医案就可见君臣佐使样样皆有，思路相当缜密。

病人找我父亲看病，常听到父亲这样告诉病人：我给你看病，三五付药就能痊愈。第一付药就推动病情有大的好转。若三五付药不见好转，你就另请高明，我不耽误你。许多病人吃我父亲开的处方，往往三付就好了。因此我父亲赢得了一个名号"边三帖"。病家都说过边老开的药重，剂量大，疗效快。

（5）多路出击，分兵合进　在父亲开的处方中，有时多种药物并用，写满处方笺。其分为寒药、热药、清扬发表之药、重浊沉降之药等。父亲说这些药物入身之后，自能兵分数路寻击敌人也。又曰：医者用药，犹如将帅用兵，除了充分了解敌情，即彻底弄清病邪的实际情况外，还需要精熟各种药物的药性，即清楚己方的各军兵种的作战能力与特点。这样才能治好病人或打胜仗。多路出击的战法适应比较复杂的病情，而复杂的病情，用简单的单一用药之法是不能奏效的。这是父亲宝贵的真知灼见。早在20世纪60年代父亲要写一部关于用药兵法的书，这是非常新颖的创造性的想法与提法。

（二）辨证论治思想

1. 辨病因　父亲说：医者治病，必须首先弄清病邪是什么？病邪在人体之何处？病邪是什么性质？医者如何用药去准确地打击病邪，而不是误伤人体正气甚至于还须用药去扶持正气。这就是扶正祛邪。中医关于人体致病成因与西医不同。中医学认为，人体致病成因是由于风寒暑湿燥火，即六淫所致。是由于人体失衡，阴阳失调所致。治病则用动植物或矿物为药去改变、调整，往往起到事半功倍的作用效果。而西医学关于人体得病的成因是细菌病毒之类，如感冒病毒使人患感冒，金黄色葡萄球菌和链球菌导致发炎化脓溃烂，肺结核由结核杆菌而得，不亦而足。治病则用抗生素、消炎药之类将其抑制或毒杀。然而，久而久之细菌产生抗药性反而起不到效果。父亲一再强调，中医治病之所以取得事半功倍之效果是因为中医不像西医那样用西药去抑制或毒杀细菌或病灶，而是用中药从根本上去除病邪赖以生存的土壤、空气、环境，使其从根本上被消灭。而要得到这个奇妙的效果必须用对药，用足药。如何做到用对用足中药呢？那就是必须学会辨证论治！而辨证论治首先是辨证，如辨证实现不了，论治就无从谈起。

2. 四诊　　所谓辨证者，辨别症结也，辨证之法矣，全部在四诊八纲中。而四诊八纲之首是四诊。四诊是诊察病邪之手段，分为望闻问切，以察病邪之性质及所在人体何部位，为八纲分析提供基础素材。八纲就是中医辨证的主要方法。八纲即阴阳、表里、寒热、虚实。阴阳二字泛指一切事物的普通而抽象的概念，如表为阳，里为阴，热为阳，寒为阴，实为阳，虚为阴。其实做病理分析时只考虑表里、寒热、虚实，因此具体的是六纲，实乃六纲辨证矣。既然八纲的辨证的基础来自于四诊，那么四诊能否提供正确的素材，则在于医者的望闻问切四诊的基本功是否扎实。父亲指出舌诊是望诊中的一种，《难经》言："望其五色以知其病。"望其面色神情也是一种，然而最重要而比较准确的是舌诊；百病治疗皆当准此，如苔白为寒，舌质绛者为热。再者切脉，脉象大致以浮沉迟数、大小滑涩八脉为主，其余尚有数十种。切脉全凭手指感觉，须在长期实践中细细体会，技巧性很强，初出茅庐者是体会不到的。说到切脉，我在

伤寒扫尘论

108

农村插队干赤脚医生时，一位老农民晚上到诊所喊我出诊。我背起药箱到了他家，诊断其女儿之病。我说晚上太暗看不出什么问题。他就让他女儿把手伸出来让我切脉。我发现自己的手指如同按在紧绷的琴弦之上，下意识地去望女孩的眼睛是不是发黄。但无奈白炽灯光本身就昏黄，我于是对他的父亲说：你明天一早赶紧带她到医院，不要再耽误了！她很可能得了肝炎。第二天晚上，我因心里惦记此事，背起药箱又到老农家中探望。只见他老夫妻满脸堆笑：边医生，谢谢您！不是您提醒，我老两口就真的把她病情耽误了。你说对了，我女儿得的确实是肝炎，您怎么知道她得的是肝炎？老两口一脸惊诧，说完硬要留我吃晚饭。此事让我尝到了甜头，更进一步认识到了切脉基本功之重要。这都是父亲手把手教的，因为那时我就跟着父亲学医，跟他一起上班，给病人看舌头、切脉，之后询问病人的一些情况，学着做病理分析，然后开处方。一步一步去做，每一步，让老人家检查，错误不当处，父亲及时给我提出并纠正。凡脉象细小，无力或迟者一般作寒证、虚证看。而大热者也见此脉不为怪，此乃壮火食气造成气弱。气弱故脉必见小而迟也。有脉见细数者皆为当热证看，但必须以舌质甚绛为准。由此可见，不能仅以脉象来判定寒热，脉象是佐证望诊中的舌诊，寒热须由舌诊确定。一句话：舌诊、脉诊需相辅相成，不能僵化地以脉象给病邪定性质，说寒就寒，说热就是热。以上谈了四诊中的望切，闻与问不再赘述，意在表达吾父在舌诊与脉诊中的辨证思想。而舌诊与脉诊是中医四诊中最重要的诊察手段。闻与问是在次要佐证方面。

3. 八纲　当医者初步确定病邪的寒热性质后，还需确定病的虚实。虚实即一切病的性质，在张仲景的《伤寒论》中有两大纲领，虚与实是一切病的总纲，并不是单指伤寒一病，也不仅仅单指内科而言，外科也不例外。仲师不仅确定病之性质，还以"六经"指出病在人身之深浅、程度、部位，用以反映疾病的各个阶段。《伤寒论》之"六经"与经络的十二经内容有根本不同，这是表里划分，头和身体的皮肤表面为太阳；往下一层胃和肌肉属阳明；胆部这一段为少阳，少阳又为手表，手里有寒热之谓；胁下至脐眼为太阴；脐眼下至胯为少阴；再往上去至肝为厥阴，以肝胆相连。厥阴和少阳连结，有阴极阳生谓。关于足太阳膀胱经、足阳明胃经、少阳胆经、太阴肝经、少阳心经之谓，不是强调，只有时附带说说而已。仲师"六经"也无此意，仅表里之谓也。还有病邪在背后受之为太阳受之，而胸部受之为阳明受之，二胁病谓少阳之病，下身为三阴范围。也就是上、下之谓矣。当病邪性质寒热、虚实，已确定所得的部位，即表里、上下已确定，接着就是如何医治，如何贯彻辨证治疗与用药方法。

（1）感冒　以感冒为例，风寒之邪初犯太阳，仲师在《伤寒论》中曰：太阳之为病，脉浮头项强痛而恶寒，若无汗者为实证，麻黄汤主之。有汗者，虚证，桂枝汤主之。同样是感冒，外感风寒汤方却大不相同，而引起方药不同的乃是虚实有别所致。

（2）传变　太阳之为病，传少阳，脉弦而急，口苦咽干，头晕目眩，寒热往来者，小柴胡汤主之。可见病邪进一步深入人体，中药汤方也随之变化，即病变药也变。中医在治病中使用方法灵活多变，可略见一斑。

（3）高血压　父亲曰：高血压，今人多以清凉药降血压，虽能暂降一时，但终难持久，即停药之后，又上升也。西药如降压灵、复方利血平等皆如此矣。今人治高血压之所以不见效，皆因对高血压病的认识进入误区。就是皆以为高血压是热证，而且是大热之证。殊不知多数高血压患者恰恰都是大寒之人，即寒邪侵占周身及下部，将阳气逼至上焦。气为血动，阳气上浮，则血随之上行，故血压高居不下。此种情况在舌诊、脉诊中可见分晓。多数高血压者苔白腻，脉软小，四肢不温，甚至有人腰痛，下肢酸软无力，一派寒凉之象矣。治法宜温潜，用真武汤加潜降之药即可。由此可以看出今人治高血压由于被高血压表面热象所迷惑，因而陷入主观臆断，片面而又机械地用凉药治高血压，所以无效，造成最终不能客观准确地认识高血压，无法实现对高血压病的辨证论治。凡事都是讲辨证，高血压不都是热证啊！

（4）胆囊炎　胆囊炎右上腹疼痛彻背，即右之背亦痛，或发热，舌绛无苔，或苔极少，脉弦数，或软小者，多为热邪。用药当清之，如龙胆草、紫草等。此病之所以作热证看，也是舌诊定性，因为如舌质绛色，而脉弦数软小则是佐证热的程度。同样若右上腹疼痛或发热或不发热，苔白脉小弱迟，则是佐证寒的程度，就是胆囊炎之寒证。治法当温之，如附片、桂枝等。可以看出，同样是胆囊炎也有寒热之别，医治方法也不相同。要客观、辨证地看待一种疾病，要用灵活的不是一刀切的方法去治疗。讲到胆囊炎脉象弦，弦脉乃肝胆之脉必在关部候之。脉歌云：中焦之候属两关矣。同时脉弦又主痛症。可见脉象乃诊病重要依据，同是胆囊炎，得在不同的人身上，它的病理成因不同，治法也不同。

关于病例举例至此。

4. 阴阳与寒热 为了正确辨证论治，父亲对古代医著进行了去伪存真、去其糟粕取其精华的工作。对一些误导后人在辨证论治上陷入泥潭与困境的文字进行了批驳。如三阳为热、三阴为寒这句话，我们不出字义的理解是：病在三阳就是热的，在三阴俱是寒的。三阳三阴是人体表里不同的部位，而病的寒热属性不是由其在人体的部位决定的。所谓的三阳为热、三阴为寒，硬将疾病的寒热性质由其所在的人体部位来界定不知出于何处，是何道理？关于阴阳二字的概念是泛指世界一切事物属性的抽象名词，如上为阳，下为阴；表为阳，里为阴；实为阳，虚为阴；热为阳，寒为阴。如果把表为阳与热为阳混为一谈，把里为阴与寒为阴混为一谈，就会产生：病得在体表其性质一定是热的，病在体内其性质一定是寒的。这种硬是把病的寒热阴阳与人体的体内、体表的阴阳一一对应起来的说法是相当错误的，毫无道理，不符合事物的客观实际。举例说明：一个病实际情况是外感风寒，其疾病在太阳，太阳是属于三阳之内的。如果按三阳为热的这个界定来推断病情性质是热，违背疾病性质是寒的事实，岂不是谬之又谬乎？这个错误来源在哪里？在朱肱那里。他把阴阳这个泛指一切事物的广义的抽象概念硬是具体到寒热上面，其意就是阴即寒、阳即热。阴阳仅指寒热而已，把阴阳狭义化了。

5. 病位不能规划　父亲说：病在人体的部位决不能规化它的位置，一定要符合中医学的经络脏腑之说，即得在太阳就在太阳，得在阳明就在阳明，泾渭分明。如果疾病得在三阳中之一的少阳，与三阴之一的厥阴之间，或得在太阳与阳明之间，不是那么泾渭分明，那么三阳为热、三阴为寒又如何界定呢？重申阴阳二字，它们既是泛指一切事物，又不是一切具体事物。这样才是正确的理解。

6. 删除附会之说　父亲曰：古代中医学将晋代一些哲学思想，如天地之说、五行相生相克说等附于其内，反而将其学说繁琐复杂化，玄虚化，给后来习医者平添困惑与艰难。五行生克说虽是朴素的唯物主义思想，但是硬套一切事物显得牵强附会。世界之物质亿万种，非金、木、水、火、土所能包容也。世界之变，其成因也不仅仅是单纯的生克所致。世界在时时前进发展中，不是简单机械地原地循环。其学说在中医辨证论治中无甚作用矣。所有的这些，再加上朱肱将阴阳误训为寒热，以及三阳为热、三阴为寒等错误，都是误导后来习医者偏离正确的方向。

7.《伤寒论》是方法与指南　父亲在批驳错误与无用的东西之同时，力挺医圣张仲景，谓仲师之论著充满辨证思想。《伤寒论》不是条条框框，是方法，是指南，具有很好的可操作性与防范错误，是医者临床辨证论治的有力武器，给后来习医者指明正确的方向。《伤寒论》体现一个正确的理念，即百病皆伤于寒也。父亲崇拜仲师，他老人家写的《伤寒扫尘论》一书，一边重申阐明仲师的一些正确思想和仲师在中医学上的伟大贡献之处；一边批驳后来的一些注家凭着自己的一知半解对仲师著述的错误解释与注译。意在还原医圣原著的本来面目、义理。"扫尘"一词，即扫去古老的伤寒论著上的千年灰尘，为伟大古老的华夏中医学正本清源矣。

8. 辨证思维运用 论及中医学，我不敢在从事中医工作者门前班门弄斧。但我最清楚不过的是父亲为何临床治百病而奇效，其方法为何百试百爽，甚至对疑难杂症也是，犹如庖丁解牛游刃有余，仿佛疑难杂症到他面前是既不疑也不难。其主要原因是：我父亲在四诊八纲中运用遵循辨证方法，分析病情遵循辨证方法，用药施治遵循辨证方法，治病过程中遵循辨证方法。他的处方因病而异，因人而异，因时而异。例如：同是外感风寒之病在不同的人身上处方不同；同样是高血压，同样是胆囊炎或是肝炎等病他用的药方也不一致。在治疗一些病人时，后期用的药不同于前期用的药，今天用的药不同前日用的药。用药灵活多变，考虑到病人的病情在治疗用药中会发生变化，处方也要随之变化。兵法谓之，敌变，我变，这就是遵循辨证方法。难道中医同行不晓得讲辨证论治，讲辨证方法？但问题是，辨证方法说起来容易，做起来难。你若不精熟药性，不精熟四诊八纲，不精熟脉理汤头，不精熟病理分析等，你怎么能在临床治病中做到灵活运用？而只有灵活运用才是实现辨证的前提。然而，四诊八纲、病理分析、药性、脉理你都熟悉了，这只说明了你有灵活辨证运用的基础。但是在实践中、在实际中能否遵循并运用辨证方法那还是另一回事。真正在治病中做到运用辨证方法的少之又少。现在不少中医从医多年却治不了病，尽管他们在学校时考试成绩优良，汤头处方背得如流水一般，讲起理论滔滔不绝，但是治起病却茫然无头绪，或是误诊，或是用错药，或用药不当。你能说他们学得不精、不熟？他们的问题究竟是出在哪里呢？问题就出在没有遵循运用辨证方法。

由于我父亲时时运用辨证方法这个锐利无比的武器去治病而屡得事半功倍之效，而且在他本人的学术研究与思想中也是包含着丰富的辨证思维。我想这是他老人家的成功法宝。

9. 不问病名，只问病因 父亲说医家治病的最高境界是在治疗任何疾病时不问病名，只问病因。用药是针对病因施治而不是针对病名施治。这才是真正掌握与运用辨证方法。

10. 高智商如何面对社会 还有一个现象应该提出，大批的中医不能说中医学不精不熟，为什么就治不了病？在实践中做不到辨证论治呢？这是一个值得思考的问题。否则边老先生的学术思想再精彩大概也帮不了你丝毫的忙！现今生活在高度发达科技文明中的人们应该是智商不低的，可是他们有时却干一些低智商的事，如一些媒体常常鼓吹一种草、一种药竟可一刀切式的医治千万人的慢性病。这种既不合理又不符合辨证方法的广告宣传，电视台却大肆进行，乐此不倦。而且人们也相信，现今高智商的人们对高智商的产物坚信不疑。到底人类智商和科技文明前进是否同步？吾不得而知矣！现在看来，辨证不仅仅是做起来难，而且人们似乎不想去做。我多么希望人们用辨证思想学习中医学，研究中医学，实践中医学。这才是发扬祖国伟大中医学应有的精神。如能做到这点，我父在天有灵一定会感到无比欣慰！

我的父亲是一个世纪老人，他将毕生的精力献给了中医学，为捍卫祖国医学的真理敢说敢当，表现出极大的勇气！他追求真知不知疲倦，坚韧不拔而执着，这是留给我们的宝贵精神财富！

边玉虎

2016 年 3 月

边正方先生临症经验略介

边师正方祖籍合肥，现在全椒县医院为主治中医师，行医六十余年。幼承家学，医儒兼习，青年出家，曾就学于厦门之闽南佛学院，专攻佛学，历游名山大刹，后因所住寺为敌伪强占，遂愤而返俗，专以医为业。以其胆识过人，擅用经方而著称于皖东，曾撰著《伤寒扫尘论》《伤寒论讲稿》为生徒讲授。边老尝云："治医者将司万民之命，当不舍大悲之心，见人之有疾，当如己疾，深究医药之道亦如佛家之禅悟，层层剥蕉以穷理尽性。浅尝漫试，是轻人命以自利，医云乎哉？"

余列边老门墙多年，于老师之学略窥一斑，今不揣谫陋，略事隅举介之。

（一）专伤寒，擅用经方

边老崇重伤寒，认为《伤寒论》一书为万病立法，非专为伤寒一病而设也，倘能突破"伤寒"二字，于其中法理弄明，守其常，通其变，则法外可得其法。古今研究《伤寒论》者甚多，其中不乏真见，学者苟能深究，辨其真伪，验之临床则义理昭然。

边老运用《伤寒论》理、法颇有造诣，用经方每起沉疴。二十三年前曾治一病：盛某，男，30岁，身冷畏寒，手足无温时，纳渐少，食后脘腹胀满，人亦渐瘦，秋凉即不能起床，终日拥厚被而卧。医皆以虚寒予附子、干姜、肉桂、参、芪、鹿茸等达数十斤，病延七年未愈。边老独认为此乃阳明与厥阴并病，拟四逆合大承气与之。方后得大便三次而精神较爽，再剂而食纳有加，三剂而能食油炒饭一大碗，手足渐温，计十剂下便二十余次而痼疾瘳。边老谓此病初由阳明渐滞渐结而症不显，便燥结之象每为医者所忽，若早下岂有厥阴之并发耶？此厥阴病已显，医者皆以温补之剂，而忽其阳明之结滞，久之阳气失鼓舞之能而外失煦，内结而气机闭郁。若执此不已，岂能有生望乎？

（二）明病性，寒热为本

边老尝语我辈，辨证虽有八纲，然皆不出寒、热二者。调理寒热即调理阴阳也。阴阳乃抽象之辞，具体言之则寒热表里虚实也。然必当以寒热为根本也，寒热乃万病之源，寒热调则阴平阳秘，寒热不辨，则方向不明。

边老曾以《伤寒论》厥阴篇来讨论寒热为病之理。曰：厥阴者，阴之极也，于时为冬至，进则为少阳，于时为立春，阴极则阳生，如能正常顺接，岂能为病。凡为病者皆时序不相顺接也。不相顺接则乱，乱则理之，所以仲景有乌梅丸之设。方中姜、附、细辛温热之品助发其阴凝之气；连、柏苦寒清郁遏之阳，乌梅酸以敛阴阳、调寒热；参、归补气以扶正。寒热平调，阴阳爽和，蛔失长养之地而无以生，故此方从调寒热而治其本也。

边老临症每以辨其寒热为要着。尝治一邵姓，男，22岁，1987年5月21日诊。阑尾炎手术后半月，伤口恢复良好，而汗出畏寒，胸闷心下痞，呕恶少食，舌苔黄腻，脉濡滑。时值初夏，竟身着棉衣，头戴棉帽，不能起床。延请边老会诊。边老曰：斯证乃郁热痞阻，胆胃气机失和，而谷气衰，故卫气无源，虚而失固，则汗出而恶寒，实为内热而外寒证也，治当宗仲景附子泻心汤法。方用黄连温胆汤加熟附片以清泻郁热、宣理气滞、温固卫阳。方服二剂而患者胸次豁然，汗少不寒，棉衣除而思纳，后调理出院。是方以黄连温胆汤清中泻热除痞，附子温补卫阳而固表，药证合拍，故奏效斯速。

（三）治内伤，勿忘外感

边老治病，治内不忘其外，治本亦重其标。内伤乃不足之证，有阴阳气血脏腑之辨，辨证不易，治之亦难。更有甚者，"脏气虚馁时腠理开，腠理开则邪易感，脏气馁则邪入……此由内伤而实有外感，虽有外感而实以内伤。"因此，内伤之证，不唯易招外邪，而外邪不去，必扰乱气血，内干脏腑，加重内伤。若徒补其不足，则诱邪内入，补之无益，反能为害。然内伤虽易感邪，但毕竟虚多邪少，一味祛邪，则足以虚表而耗伤气血。故应视邪之多寡，于补中寓疏，量情为治。如边老治一妇，45岁，1974年4月7日诊。头痛、肢麻、腹痛、食少无味、心悸历有数月，经省某家医院确诊为慢性粒细胞白血病，以白消丸等药治之十日，病重返里。刻下多呃逆，时呕吐，头痛加剧，左鼻不通，汗多，大便量少而干燥，面色萎黄少华，精神萎顿。白细胞总数为 $167×10^9/L$（$167000/mm^3$），苔水白，脉浮弱。乃阴阳俱损，气血双亏而夹外邪，胃肠亦欠通畅。其本病为虚当补，然表邪则当宣发，腑气不畅当通下。以附片、桂枝、法半夏、陈皮、焦山楂、当归、苍耳子各 10g，白芍、焦白术各12g，炒二芽（炒麦芽和炒谷芽）各 12g，火麻仁 30g，龙齿（杵、先煎）21g，牡蛎（杵、先煎）30g，干姜 6g，柏子仁 15g，元明粉（冲服）6g，2 剂。4 月 9 日再诊：药服一剂头不痛，汗渐少，鼻渐通，大便一次，饮食无味，精神转佳，舌尖略红。上方加桂枝、附片、元明粉、焦山楂、陈皮、苍耳子各 3g，另加防风、丹皮各 10g，二剂。后以上方化裁，有新感则佐以宣散，兼他症则方随症转，见症遣药。4 月 30 日血检白细胞为 $6×10^9/L$（$6000/mm^3$）。5 月 10 日携药回家疗养，每有不适则来就诊。查血象始终在正常范围，骨髓象亦正常，已能操持一般家务，追访至今情况良好。是症不可以为虚而徒补益也。

嘉山县中医院　陈文忠

（安徽中医学院学报 1987 年第 6 卷第 3 期）

厥阴与阳明并病

我院盛药师，病已数年，不但四肢厥逆，而且遍体无温，怯寒特盛，虽盛夏炎暑必着棉衣。秋则更甚，终日卧床厚被覆之。食甚少，食后腹胀满不适。长期服中药，求医殆遍，处方多以温补，诸如桂、附、参、芪、干姜之类而无效，乃就诊于余。诊其舌苔薄白，脉象迟弱。以四逆汤合承气汤与之。服一剂后患者前来复诊，得大便三次，精神尚佳。故再以前方两帖与之。服后告余曰："每帖服后各得大便三四次，昨晚食油炒饭一大碗，腹已胀满，手足渐温，怯寒已减。"便以前方减承气之半，服二剂后尽除恶寒之症，服十余剂而病愈矣。

或曰："厥阴病焉有下法，且亦未闻有厥阴与阳明并病者。"曰：肢逆身冷非厥阴病乎？胃家实非阳明病乎？盖厥阴病复伤于食，结而为实，故食少而满也。胃实则气机受阻而不能输布于身而为热。身寒愈甚而胃结愈固，故虽以温热之药而亦不能减其寒也。下之则阳明通而郁热解，阳气得以敷布，再用四逆之辛温助之，其病自愈矣。

边正方

（原载于《长江医话》，北京科技出版社 1989 出版）

边正方先生书信摘录

编者按：王德群教授曾跟师边正方先生，师生之间有书信往来，将其中边正方先生关于《伤寒论》探讨的部分内容节录如下。

（一）1978 年 10 月 17 日书信

中医学在我们国内，要从进步方面来说，也可以说是没有什么进步，看来绝大多数都囿于温病学这个小框之内，是中医学的大不幸，也是人类的大不幸，岂不大可哀乎？到今日还没有一点出头的希望。

（二）1978 年 10 月 25 日书信

夫人之相与，贵相知也，无论是师弟之间或朋友之间均如此也。若不相知，何所取耶？伯牙为念钟期而碎其琴，盖亦为知音之难得也。当其碎琴之时，其悲怨为何如耶？

若有人，心有所会，学有所得，而无可告语者，其悲苦岂少于伯牙碎琴之事哉。

东坡有言："渺渺兮予怀，望美人兮天一方。"（赤壁赋）

（三）1980 年 5 月 15 日书信

子立志坚贞，道路正确，至慰。

中医学正在改观，无他，则只是将温病学上升为经典著作而已。自是权威者所决定，设何言哉。子谓中药学将为西药学所取代，吾亦早谓中医学必为西医学取代，彼此所见可谓略同矣。吾青年时代曾读《法苑珠林》一书，此书不但对佛学，而亦对医卜星相各行各业无所不谈者，此书曾载一则云：阎罗王日差八万四千勾死鬼到阳世勾人，皆以医生为其身份。前次偶阅《聊斋志异》书中亦载一则云：阎王差医生在阳世勾人。而吾亦甚有此谬想。呜呼哀哉，众生何辜遭此荼毒。吾自觉力弱，设有所图亦不过如螳臂当车耳。子其以为然乎？吾则老矣，甚有望于子也，子当勉之！

（四）1989 年 5 月 17 日书信

中医是辨证论治的，岂能一个方剂能治千万人之病乎？

我最近不是治愈了一例红斑狼疮吗？这是我治疗的第一次，并无治此病的经验，也未见到中医书上的医案，而我是一箭中的，并未走错一步，无他，只是辨证处方而已。我现在确已体会到中医能治百病者，只要辨证精确，用药灵活大胆，自无不治之症。然而这不是一件容易的事。必须对经典著作有深刻的理解和运用得法。又如我以往所治血液病和癌症，都是第一次就走对了路，所以多数很快就治愈了。西医谓血液病缓解者，我国已能达到 5 年，今后要争取到 8 年，但我所治愈者，今已超过十几年了，而他们所谓能缓解 5 年者诳也，而我之治愈已过十几年者则亲手之事也。

以往（前十几年）北京医院血液组侯组长来我县询问时谓我省有四个县治愈血液病的病例，但真者只有你治的两例，向我要处方时我告诉她：此方必须随时辨证加减用药。她说要有一个不须辨证，固定一个方子，只要是这个病，人人可用就好了。我说这就难了。

一般医生常谓"效不更方"，这话很不正确。方子有效就可照原方服下去吗？病已减轻，还用原方，岂不有轻病而用重药之嫌乎？

中药治病全仗辨证，这是天经地义，丝毫也不能马虎。

（五）书信中介绍的外科验方二则

1. 松丹散　主治黄水疮，兼治其他一切皮肤疮证，乃至碰挫而伤及表皮破损而流血者皆可治之。

松香 50g，枯矾 10g，粉草 20g，滑石 30g，明雄 12g。共碾细末过筛，麻油调涂患处。

2. 止痛凉血散　主治缠腰火丹，兼治其他一切疮肿，如对口、发背、疔毒等，一切外证均可治之。

地榆炭 50g，滑石 30g，熟石膏 30g，黄柏 30g，明雄 12g。共碾细末过筛，再加研极细，麻油调敷患处。

上方药味少而价廉勿轻视之，但用二三次便见奇功。

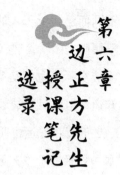

第六章 边正方先生授课笔记选录

编者按：边正方先生于 1976 年在滁州西医学习中医学习班任教的授课笔记，选录如下。

热性病辨证

（1976 年 11 月 30 日）

中医难学之说：其原因是古书的奥妙，以及讲解人的故弄玄虚。

二仪有象显覆载以含生，四时无形，潜寒暑以化物，是以窥天鉴地，庸愚皆识其端，明阴洞阳，贤哲罕穷其数，是以象显可征，虽愚不惑，形潜莫睹，在智犹迷。

有些人讲解一些东西喜引古人所说，以为真理，其实不然。不管《内经》也好，只要不切合实用的都可置之一旁，切不可迷信古人，要批判地继承。韩愈曰："行而宜之之谓道。"这几个月时间想把中医学如何是不可能的，主要还是靠自己以后结合临床自学，现在我们教学的目的不过让你们懂得其中一部分，使你们知道如何自学，中医书籍上哪些合理，哪些不合理。

一切生物的生存都离不开适宜的温度与湿度，不过是程度不同而已。至于人的生理、病理也可用温度与湿度来概括。如气属阳，阳就是热气，热气就是温度。光有温度无湿度也不行，津液实际上也就是湿度。至于五行、五运六气这些东西也都要知道，但以后归纳起来也超越不了温度与湿度的范畴。

五行：五运也叫五行，又叫五行运，金、木、水、火、土，本是朴素的唯物东西，但以后掺杂进了唯心的东西。例如：金为西方，肺，色白，味辛，音商，在五谷为稻，这些并没有多大实用价值，只不过是谈话资料。

《金匮要略》第一条："问曰：上工治未病，何也？师曰：夫治未病者，见肝之病，知肝传脾，当先实脾。四季脾王（指每季末了的18天）不受邪，即勿补之。中工不晓相传，见肝之病，不解实脾，唯治肝也。夫肝之病，补用酸，助用焦苦，益以甘味之药调之。酸入肝，焦苦入心，甘入脾。脾能伤肾，肾气微弱则水不行，水不行则心火气盛，则伤肺；肺被伤则金气不行，金气不行则肝气盛，则肝自愈，此治肝补脾之要妙也。肝虚则用此法，实则不在用之。经曰：虚虚实实，补不足，损有余，是其义也。余脏准此。"

此段道理不通，肝脏虚才易受邪患病，患病后此脏则更虚，只有脏实力强才能克他脏，甚虚之脏有何力量去克他脏，犹如体质衰老之人哪能去欺侮强壮之人？因此，肝脏虚不会引起脾脏疾病。再说这段兜了好大一个圈子，治病真需要这样吗？不然！说理也是自相矛盾的。因而对古书、经典也不要迷信，对的，就学习继承发扬；糟粕就扬弃、批判，不要无批判地继承。韩愈有句话还是有道理的："行而宜之之谓道。"《金匮要略》前十七条及《伤寒论》第30条是同出一人之手，是伪托，并非张仲景的，要弄清，因其啰里啰唆、自相矛盾，张仲景文章很干脆。

还要懂得，热性病并不是用寒凉药都可治好，因病情是复杂的，往往用寒凉药却越用越剧，反之若用一些热药却能退热，道理在于辨证论治。

阴阳五行学说对中医来说有之不多，无之不少，去掉是没有关系的。中医并不是没有阴阳五行就没有价值了，中医的精华并不在此，而在于辨证论治。

寒温病学四个时期

（1976 年 12 月 3 日）

寒温病学在祖国医学上是占有很重要地位，治疗法则适用于各种病证，如外、妇、儿、针灸等。因此，它有整个祖国医学的代表性。

伤寒、温病至现在已成了两个学派，实则是一种类型的病，谈到对立，只是少数人偏见。两个学派的来源见下。

（一）寒温病学的起源

《内经·素问》热论篇上："今夫热病者，皆伤寒之类也。"人之伤于寒也，则为病热。"热虽盛不死"，"伤寒一日，巨阳受之，巨阳主一身之表，六淫者六气之过盛为害人体，故称六淫，故头项痛，腰脊强。"

"二日阳明受之，阳明主肌肉，由皮毛入肌肉，由浅入深。阳明主肉，其脉侠鼻，络于目，故身热，目痛，而鼻干。三日少阳受之，少阳主胆，其脉循胁，络于耳，犹如树也，树干为经，枝为络，小枝为孙络，故胸胁痛而耳聋。"少阳病发作到厉害时，都会发生耳聋。

有一次在全椒马厂，张洼开矿隔壁一家，教师妻曾找西医看，服药后似好点，后还发热。又找他人治疗，说要吃两瓶氯霉素，还不一定好。后找我治。病人发热两胁胀，胸口闷，耳并未聋。开一付方到三合取，无中药，欲明早去东王取。第二天则耳聋，昨晚热更甚。第一次是用小柴胡汤加减，药并未取到，第二天耳聋，皆因药力小，且几天未大便，用上方添芒硝、大黄，变为大柴胡汤。后隔二三月才见其夫，询知第二天中午取药，服后一会热即降，过后大便解的很多，后即好。病程已很长了，一付药即好。《内经》曰"一日太阳，二日阳明"，并非固定。临床常见太阳病几天不解，常用桂枝汤，几付才能好。如才得太阳病，一付桂枝汤即好。几天不好，脊项不舒服，这为伏邪，要服多付桂枝汤才能治愈。《内经》是前人积累的经验，是可宝贵的，但也并不是圣旨。

"三阳经络皆受病，未入于脏者，故可汗而已。"三阳病，总的讲来，主表证，可以发汗而解。注解伤寒者近三百家，各有见解，求学不能固执，不能自以为是，要细致、耐心、心平气和，不要执偏见。

"四日太阴受之，太阴脉布胃中，络于嗌，故腹满而嗌干。"见哪些地方发病，就可知哪脏发病。腹满，不作饱满解，满与懑同，作闷解。

"五日少阴受之，少阴脉贯肾，络于肺，系舌本，故口燥，嗌干而渴。"

"六日厥阴受之，厥阴脉循阴器而络于肝，故烦满而囊缩。"病重症状。

"三阴、三阳、五脏、六腑皆受病。营卫不行，五脏不通则死矣。"营实际是血，所谓荣身者也。卫者即卫外者，实质是阳气。荣行脉中，卫行脉外。以阴阳而论，卫为阳，荣为阴。荣卫不行，五脏不通，则死矣。合病，两感为合病；并病，有先病和后病。两感于寒者病一日，则巨阳与少阴俱病，则头痛，咽干而烦满。二日则阳明与太阴俱病，则腹满身热，不欲食，谵语。三日则少阳与厥阴俱病，则耳聋囊缩而厥，水浆不入，不知人，六日死。二日胃与脾俱病，阳明多气多血，身热为其症也，腹满为脾经病，不欲食也是脾病。谵语有两种，邪干心包络是心的外围。病干于此，则谵。阳明则包括肠胃，阳明病最易有热，好几天不解大便，为阳明内结，易发高烧，潮热，出汗，也容易谵。三日胆与肝俱病，耳聋属胆，囊缩为厥阴。厥又称厥逆，为四肢不温到肘膝为厥，有厥就有逆，逆仅是手足不温，有逆不一定是厥，厥与逆是深浅不同。

又说："病伤寒而成温者，先夏至日者为病温，后夏至日者为病暑，暑当与汗出，勿止。"夏至之前得病为温病，夏至之后为暑病，其实暑病也就是温病，犹如老大、老二一样。医者思路要活泼，不能拘束，暑每随汗而出，所以夏出汗勿止，一止则中暑邪。

又《阴阳应象大论》"冬伤于寒，春必病温"；"冬不藏精，春必病温"；"冬伤于寒而即病者谓为伤寒"，"感寒轻而不即病，至春则为温病"。《灵枢·论疾诊尺》"冬伤于寒，春发瘅热"，等等。

篇名所标为热病，开宗明义第一句话就是："今夫热病者，皆伤寒之类也。人之伤于寒也，则为病热。"毫无疑义，是伤于寒才病热的。伤寒是从因立名，热病则是从病状立名，是一而二，二而一者。所谓伤寒，所谓热病皆始于此，并没有什么"伤寒家、温病家之分"，其实病因为寒，症状为热。

（二）张仲景时期

世界上一切事物总是逐步发展和不断进步的，医学当然也不例外。

寒字，在祖国医学上为四时病邪之统称，《难经》说："伤寒有五，有中风、有伤寒、有温病、有中暍。"暍音恶，即暑意。王叔和说："四时之邪皆为寒。"意义都是差不多的。

后汉张仲景写了一部《伤寒杂病论》。这部著作可以说是划时代的杰作了，是辨证论治、理法方药俱备的第一部大著，是前无古人的，表现了惊人的创作精神。

他不假借任何古典与神话来压人，或者借以取信于人，如《内经》托名黄帝与岐伯，《中藏经》托名仙授，刘河间亦托言遇仙等。

不谈五行。虽用六经之名，亦不似《素问》之拘拘于经络脏腑。

或问《金匮要略》第一篇第一节即大谈五行生克，《伤寒论》自序也应天布五行之说，怎说仲景不谈五行呢？当知这些又皆是后人掺入的。

这部著作文字简洁，直截了当，从不拖泥带水，用药或热或寒，或寒热并用而表里内外分明，条理井然，应变灵活。用之合法，则效若桴鼓，在指导临床上一直到现在都起着重要的作用。但正因其文字简约，所以有些话是被后人误解了，以至于连他的方药也不敢用，这是可惜的。《伤寒论》实际上完全是介绍经验，他当时就不搞什么五行，如我们现在再搞什么五行、玄妙的东西，那就落后于一千五百多年前的张仲景时期。陶弘景道家，也是医家，他把医仙合起来贻害不小，有人想学几个验方，但这是不行的，要出几个高明的理论家，靠几个验方能行吗？掌握理论才会千变万化，方子何止千万。每一个人得病都不会与其他人完全相同，不管遇到何病，即使没有见过治过，书上也没有，但都会治疗，不掌握理论不行的！择其善者而从之，不善者而改之，学医必然要动脑子。

（三）刘河间时期

河间名守真，著《伤寒直格》，认为伤寒即是热病，根本就不承认有寒的存在，主张以寒凉药治伤寒；痛驳了朱肱的《活人书》中所谓三阳病皆属热，三阴病皆属寒的论说。因此，他就成了温病家的始祖，见识高超，在金元四大医家（刘、李、朱、张）中占了第一位。如张子和的攻下法和朱震亨的清热滋阴法（创阳常有余，阴常不足的学说）皆是他的继承者。以后凡是喜用寒凉药的医家大都皆称为河间派，也就是温病学派的滥觞了。

张景岳创阳常不足，阴常有余，与朱丹溪相反。

（四）明清时代

明季吴又可（有性）著《温疫论》，清代发展更大，如余师愚（霖）著《疫疹一得》，叶香岩（桂）著《外感温热篇》《三时伏气外感篇》，薛生白（雪）著《湿热病篇》，吴鞠通（瑭）著《温病条辨》，王孟英（土雄）著《温热经纬》，雷少逸（丰）

著《时病论》等，在温病学上也可说盛极一时，至今也是被推崇的。在中医学上，也算是随时代的发展而发展了。

用寒药用热药，不在于医者欢喜不欢喜问题，而是要按病家症情而定，如热病需用寒药，就不能依你想用热药而用热药不用寒药……

"伤寒"乃外感之总称，中风、伤寒之理论在《伤寒论》的六经中一贯到底，每一经中都分有"伤寒""中风"。

下面我们当从《内经》《伤寒论》《伤寒直格》及各温病家著作中择其比较有代表性的和重要性的方面录出一部分，虚心地、毫无成见地研读一下，来决定各自的理解，正确地去吸收和扬弃，以便对祖国医学做出贡献，和西方医学的科学部分的长处相结合起来，把世界医学水平提得更高，为成立一个中国新医学而努力。这也是"中国应当对于人类有较大的贡献"的一个方面。（后续内容与《伤寒论备讲》有重复，略）

伤寒六经分部及其证治概略

（一）太阳

太阳有通体太阳与分部太阳：①通体太阳主周身皮毛，所谓主一身之表也。②分部太阳，从头项经脊柱两旁下至膀胱。③肾与膀胱相表里，故徐大椿说：太阳底面即是少阴（表里之要旨）。

太阳病总纲

脉浮，头项强痛而恶寒。有中风与伤寒二病名。中风除太阳总纲的脉证外，又有汗出、恶风、脉浮缓的脉证，主之以桂枝汤，故又名桂枝汤证；伤寒则除太阳总纲的脉证外，又有脉浮紧、无汗等证，主之以麻黄汤，故又名麻黄汤证。

又如项背强几几、反汗出恶风的桂枝加葛根汤方，一般又用于阳明表病。又是两解风寒的麻桂各半汤的另一方法。若呕者，则宜葛根加半夏汤以平逆。如太阳病发汗遂漏不止，是发汗不如法而使汗出过多，而止其阳，用桂枝加附子汤，以固阳止汗。从此点可知，桂枝汤是补其虚，附片是回阳止汗之品。

太阳病误治后诸方

服桂枝汤，大汗出后，大烦渴不解，脉洪大者，白虎加人参汤主之。今世所谓温病亦常用此汤，病者必内热盛（伏气或非伏气），故大汗出后津液受损，乃致大烦渴，脉洪大也。

如太阳病，桂枝证，医反下之，利遂不止，脉促者，表未解也，喘而汗出者，葛根黄芩黄连汤主之。

太阳病下之，微喘者，表未解故也，桂枝加厚朴杏子汤主之。

太阳病，先发汗不解，而复下之，脉浮者不愈，浮为在外，而反下之，故令不愈，今脉故在外，当须解外则愈，宜桂枝汤。

下之后，复发汗，昼日烦躁，不得眠，夜而安静，不呕不渴，无表证，脉沉微，身无大热者，干姜附子汤主之。

发汗过多，其人叉手自冒心，心下悸，欲得按者，桂枝甘草汤主之。

发汗后，其人脐下悸者，欲作奔豚，茯苓桂枝甘草大枣汤主之。

发汗后腹胀满者，厚朴生姜甘草半夏人参汤主之。

伤寒若吐，若下后，心下逆满，气上冲胸，起则头眩，脉沉紧，发汗则动经，身为振振摇者，茯苓桂枝白术甘草汤主之。

太阳病误治或非误治而为蓄水者

太阳病，发汗后，大汗出，胃中干，烦躁不得眠，欲得饮水者，少少与饮之，令胃气和则愈。若脉浮，小便不利，微热消渴者，五苓散主之。

发汗已，脉浮数烦躁者，五苓散主之。

伤寒，汗出而渴者，五苓散主之。

中风发热，六七日不解而烦，以表里证，渴欲饮水，水入则吐者，名曰水逆，五苓散主之。

太阳病误治或非误治，热邪郁于胸中治方

发汗吐下后，虚烦不得眠，若剧者，必反复颠倒，心中懊憹，栀子甘草豉汤主之。若呕者，栀子生姜汤主之。

发汗若下之，而烦热胸中窒者，栀子豉汤主之。

伤寒五六日，大下之后，身热不去，心中结痛者，未欲解也，栀子豉汤主之。

伤寒下后，心烦腹满，卧起不安者，栀子厚朴汤主之。

伤寒，医以丸药大下之，身热不去，微烦者，栀子干姜汤主之。

太阳病热结膀胱，使之蓄血者治方——循经入府

太阳病不解，热结膀胱，其人如狂，血自下，下者愈。其外不解者，尚未可攻，当先解其外；外解已，但少腹急结者，乃可攻之，宜桃核承气汤。

太阳病六七日，表证仍在，脉微而沉，反不结胸，其人发

狂者，以热在下焦，少腹当鞕满，小便自利者，下血乃愈。所以然者，以太阳随经瘀热在里故也，抵当汤主之。

太阳病，身黄脉沉结，少腹鞕，小便不利者，为无血也。小便自利，其人如狂者，血证谛也，抵当汤主之。

伤寒有热，少腹满，应小便不利，今反利者，为有血也，当下之，不可余药，宜抵当丸。

太阳病误治或非误治而成结胸者治方

病发于阳而反下之，热入因作结胸，病发于阴而反下之，因作痞也。所以成结胸者，以下之太早故也。

结胸者，项亦强，如柔痉状，下之则和，宜大陷胸丸。

结胸证，其脉浮大者，不可下，下之则死。

结胸证悉具，烦躁者亦死。

伤寒六七日，结胸热实，脉沉而紧，心下痛，按之不鞕者，大陷胸汤主之。

太阳病，重发汗而复下之，不大便五六日，舌上燥而渴，日晡所小有潮热，从心下至腹鞕满而痛，不可近者，大陷胸汤主之。

小结胸病，正在心下，按之则痛，脉浮滑者，小陷胸汤主之。

伤寒五六日，呕而发热者，柴胡证具，而以他药下之，柴胡证仍在者，复与柴胡汤。此虽已下之不为逆，必蒸蒸而振，却发热汗出而解。若心下满而汗出者，此为结胸也，大陷胸汤主之。

按：以上诸条多为太阳病，误治而为结胸者，唯最后一条乃少阳病误下所致。又观大小陷胸汤方皆治热结在胸之证，但大陷胸汤有攻下之法，而小陷胸则缓之矣，但仍皆属于实证。

太阳病误治或非误治而成痞者治方

心下满，按之濡，其脉关上浮者（此句非仲景语，当删之，岂有脉浮而用大黄乎），大黄黄连泻心汤主之。

心下痞，而复恶寒汗出者，附子泻心汤主之。

伤寒汗出解之后，胃中不和，心下痞鞭，干噫食臭，胁下有水气，腹中雷鸣下利者，生姜泻心汤主之。

伤寒中风，医反下之，其人下利日数十行，谷不化，腹中雷鸣，心下痞鞭而满，干呕心烦不得安。医见心下痞，谓病不尽，复下之，其痞亦甚。此非结热，但以胃中虚，客气上逆，故使鞭也，甘草泻心汤主之。

按：从以上证与治看，太阳之邪主表主上焦可知矣，在表则为麻桂证，误治内入也。在上焦，以片言之则表与上焦属太阳岂有疑问乎？至于下达膀胱，蓄水蓄血则为分部太阳者。

太阳病误治或非误治而内外皆大热者治方

伤寒若吐若下后，七八日不解，热结在里，表里俱热，时时恶风、大渴，舌上干燥而烦，欲饮水数升者，白虎加人参汤主之。

伤寒无大热，口燥渴，心烦，背微恶寒者，白虎加人参汤主之。

伤寒脉浮，发热无汗，其表不解者，不可与白虎汤，渴欲饮水无表证者，白虎加人参汤主之。

按：可见有表证在，不但不可下，亦不可清也。

（二）阳明

阳明病总纲为胃家实是也。

因何而有阳明病？本太阳，初得病时，发其汗，汗先出不彻，因转属阳明也。

伤寒发热无汗，呕不能食，而反汗出，濈濈然者，是转属阳明也。

伤寒呕多，虽有阳明证，不可攻之。

阳明病，心下鞕满者，不可攻之，攻之遂利不止者死，利止者生。

阳明病不吐不下，心烦者，可与调胃承气汤。

阳明病……手足濈然而汗出者，此大便已鞕也，大承气汤主之。

若腹大满不通者，可与小承气汤微和胃气，勿令至大下。

伤寒若吐若下后不解，不大便五六日，上至十余日，日晡所发潮热，不恶寒，独语如见鬼状。若剧者，发则不知人，循衣摸床，惕而不安，微喘直视，脉弦者生，涩者死。微者但发热谵语者，大承气汤主之。若一服利，则止后服。

阳明病，其人多汗，以津液外出，胃中燥，大便必鞕，鞕则谵语，小承气汤主之。若一服谵语止者，更莫复服。

阳明病，谵语发潮热，脉滑而疾者，小承气汤主之。因与小承气汤一升，腹中转气者，更服一升；若不转气者，勿更与之……

阳明病，谵语有潮热，反不能食者，胃中必有燥屎五六枚也。若能食者，但鞕耳，宜大承气汤下之。

汗出谵语者，以有燥屎在胃中，此为风（当作烦也），须下者，过经乃可下之。下之若早，语言必乱，以表虚里实故也，下之则愈，宜大承气汤。

二阳并病，太阳证罢，但发潮热，手足漐漐汗出，大便难而谵语者，下之则愈，宜大承气汤。

阳明病，下之心中懊憹而烦，胃中有燥屎者可攻。腹微满，初头鞕，后必溏，不可攻之。若有燥屎者，宜大承气汤。

病人不大便五六日，而绕脐痛，烦躁，发作有时者，此有燥屎，故使不大便也（不言"当攻之，宜大承气汤者"，自然之理，可以省之也）。

病人烦热，汗出则解，又如疟状，日晡所发潮热者，属阳明也。脉实者宜下之；脉浮虚者，宜发汗，下之与大承气汤，发汗宜桂枝汤。

大下后，六七日不大便，烦不解，腹满痛者，此有燥屎也，宜大承气汤。

病人小便不利，大便乍难乍易，时有潮热，喘冒不能卧者，有燥屎也，宜大承气汤。

太阳病，三日发汗不解，蒸蒸发热者，属胃也，调胃承气汤主之。

伤寒吐后，腹胀满者，与调胃承气汤。

太阳病，若吐若下，若发汗后，微烦小便数，大便因鞕者，与小承气汤和之愈。

得病二三日，脉弱，无太阳柴胡证，烦躁心下鞕，至四五日，虽能食，以小承气汤，少少与，微和之，令小安，至六日与承气汤一升。若不大便六七日，小便少者，虽不受食，但初头鞕，后必溏，未定成鞕，攻之必溏，须小便利，屎定鞕，乃可攻之，宜大承气汤。

伤寒六七日，目中不了了，睛不和，无表里证，大便难，身微热者，此乃实也，急下之，宜大承气汤。

阳明病，发热汗多者，急下之，宜大承气汤。

发汗不解，腹满痛者，急下之，宜大承气汤。

腹满不减，减不足言，当下之，宜大承气汤。

伤寒腹满，按之不痛者为虚，痛者为实，当下之，舌黄未下者，下之黄自去，宜大承气汤。

（三）少阳

少阳病总纲为往来寒热，胸胁苦满，嘿嘿不欲饮食，心烦喜呕，四证中但见一证，便可用柴胡汤，如兼有阳明证者，宜大柴胡汤。

伤寒五六日中风，往来寒热，胸胁苦满，嘿嘿不欲饮食，心烦喜呕，或渴，或腹中痛，或胁下痞鞕，或心下悸、小便不利，或不渴，身有潮热或咳者，小柴胡汤主之。

血弱气尽，腠理开，邪气因入与正气相搏，结于胁下，正邪分争，往来寒热，休作有时，嘿嘿不欲饮食，藏府相连，其痛必下，邪高痛下，故使呕也，小柴胡汤主之（此条非仲景之言）。

伤寒阳脉涩，阴脉弦，法当腹中急痛者，先与小建中汤，不差者，小柴胡汤主之。

伤寒中风有柴胡证，但见一证便是，不必悉具。

凡柴胡汤病证而下之，若柴胡证不罢者，复与柴胡汤，必蒸蒸而振，却复发热汗出而解。

太阳病，过经十余日，反二三下之，柴胡证仍在者，先与小柴胡汤，呕不止，心下急，郁郁渐烦者，为未解也，与大柴胡汤下之则愈。

伤寒十三日不解，胸胁满而呕，日晡所发潮热，已而渐利者。知医以丸药下之，此非其治也。潮热者实也，先宜服小柴胡汤以解外，后以柴胡加芒消汤主之。

妇人中风七八日，续得寒热，发作有时，经水适断者，此为热入血室，其血必结，故使如疟状发作有时，小柴胡汤主之。

本太阳病不解，转入少阳者，胁下鞕满，干呕不能食，往来寒热，尚未吐下，脉沉紧（当作弦）者，与小柴胡汤。

注：少阳病是病邪在表在里的中间阶段，其脉证往往不能同时并见，因此，只有从症状上能解析出病位在半表半里，即可视为少阳病。

（四）太阴

太阴病总纲为腹满而吐，食不下，自利益甚，时腹自痛。若下之，必胸下结鞕。

太阴病脉浮者，可发汗，宜桂枝汤（太阴、太阳合病也）。

自利，不渴者，属太阴，以其藏有寒故也，当温之，宜服四逆辈。

本太阳病，医反下之，因而腹满时痛者，属太阴也，桂枝加芍药汤主之。大实痛者，桂枝加大黄汤主之（上证偏虚，下证偏实）。

（五）少阴

少阴病总纲为脉微细，但欲寐也。

少阴病，始得之，反发热脉沉者，麻黄附子细辛汤主之。

少阴病，得之二三日，麻黄附子甘草汤，渐发汗，以二三日无里证，故渐发汗也。

少阴病，得之二三日以上，心中烦不得卧，黄连阿胶汤主之。

少阴病，得之一二日，口中和，其背恶寒者，当灸之，附子汤主之。

少阴病，身体痛，手足寒，骨节痛，脉沉者，附子汤主之。

少阴病，下利便脓血者，桃花汤主之。

少阴病二三日至四五日，腹痛小便不利，下利不止便脓者，桃花汤主之。

少阴病，吐利手足逆冷，烦躁欲死者，吴茱萸汤主之。

少阴病，下利咽痛，胸满心烦者，猪肤汤主之。

少阴病，二三日咽痛者，可与甘草汤，不差者，与桔梗汤。

少阴病，咽中伤生疮，不能语言，声不出者，苦酒汤主之。

少阴病，咽中痛，半夏散及汤主之。

少阴病，下利，白通汤主之。

少阴病，下利脉渐者，与白通汤，利不止，厥逆无脉，干呕烦者，白通加猪胆汁汤主之。脉暴出者死，微续者生。

少阴病，二三日不已，至四五日，腹痛小便不利，四肢沉重疼痛，自下利者，此为有水气，其人或咳，或小便利，或下利，或呕者，真武汤主之。

少阴病，下利清谷，里寒外热，手足厥逆，脉微欲绝，身反不恶寒，其人面色赤，或腹痛，或干呕，或咽痛，或利止脉不出者，通脉四逆汤主之。

少阴病，下利六七日，咳而呕渴，心烦不得眠者，猪苓汤主之。

少阴病，得之二三日，口燥咽干者，急下之，宜大承气汤。

少阴病，自利清水，色纯青，心下必痛，口燥者，急下之，宜大承气汤。

少阴病，脉沉者，急温之，宜四逆汤。

少阴病，饮食入口则吐，心中温温欲吐，复不能吐，始得之，手足寒，脉弦迟者，此胸中实，不可下也，当吐之。若膈上有寒饮干呕者，不可吐也，当温之，宜四逆汤。

（六）厥阴

厥阴总纲为四肢厥逆，烦躁吐利，脉微欲绝。

伤寒病厥五日，热亦五日，设六日当复厥，不厥者自愈，厥终不过五日，以热五日，故知自愈。

凡厥者，阴阳气不相顺接便为厥，厥者，手足逆冷者是也。

伤寒脉微而厥，至七八日肤冷，其人躁无暂安时者，此为藏厥，非蚘厥也。蚘厥者，其人当吐蚘。令病者静，而复时烦者，此为藏寒。蚘上入其膈，故烦，须臾复止，得食而呕，又烦者，蚘闻食臭出，其人当自吐蚘。蚘厥者，乌梅丸主之。

伤寒，发热下利厥逆，躁不得卧者死。（里寒外热之证）

伤寒，发热下利至甚，厥不止者死。（厥不止指医药无效也）

伤寒六七日，不利便（当作小便不利），发热而利，其人汗出不止者死。有阴无阳故也。

伤寒五六日，不结胸，腹濡（当作满），脉虚复厥者，不可下。此为亡血，下之死。

伤寒脉促，手足厥逆者，可灸之。

大汗出，热不去，内（指腹内）拘急，四肢疼，又下利厥逆而恶寒者，四逆汤主之。

大汗，若大下利而厥冷者，四逆汤主之。

病人手足厥冷，脉乍紧者，邪结在胸中。心下满而烦，饥不能食者，病在胸中，当须吐之，宜瓜蒂散。

伤寒厥而心下悸者，宜先治水，当服茯苓甘草汤，却治其厥，水渍入胃，必作利也。

伤寒本自寒下，医复吐下之，寒格更逆吐也，若食入口即吐，干姜黄芩黄连人参汤主之。

下利手足厥冷，无脉者，灸之不温，若脉不还，反渐喘者死。

下利清谷，不可攻表，汗出必胀满。

下利脉绝，手足厥冷，晬时脉还，手足温者生，脉不还者死。

伤寒下利日十余行，脉反实者死（脉实为邪气盛）。

下利清谷，里寒外热，汗出易厥者，通脉四逆汤主之。

热利下重者，白头翁汤主之。

下利腹胀满，身体疼痛者，先温其里，乃攻其表，温里宜四逆汤，攻表宜桂枝汤。

下利欲饮水者，以有热故也，白头翁汤主之。

下利谵语者，有燥屎也，宜小承气汤。

下利后更烦，按之心下濡者，为虚烦也，宜栀子豉汤。（一时之假虚而已，栀子豉汤是清其余热）

附：太阳病中尚有温病一条（第六条）"若发汗已"以下或疑为非仲景之言，乃叔和所掺入者，以下即未再言温病，故不及之。待以后谈温病再详。

复习提纲

六经脉证提纲。

桂麻二证的脉证分别。

太阳病误治后的主要证变和治方。

五苓散证的原因和证状。

少阳与太阳合病，少阳与阳明并治的证治。

厥阴病的枢转。

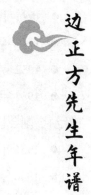

边正方先生年谱

- 1904 年腊月廿五日　出生。

- 1910 年　7 岁，父去世。

- 1919 年　16 岁，开始当中医外科学徒 3 年。

- 1922 年　19 岁，出师后开设诊所，难以维生。

- 1924 年　兄弟三人同上九华山投奔长兄，出家受戒，法号宏志。

- 1929 年　兄弟三人一同考入闽南佛学院研修班，与懒悟、巨赞为同窗，并旁听厦门大学中文课程。

- 1930 年　回皖，住含山县清溪佛慧寺行医。

- 1932 年　28 岁，被召回九华山祇园寺。

- 1933 年　29 岁，任祇园寺方丈。

- 1937 年　逃难至上海法租界，潜修中医内科。

- 1942 年　39 岁，回芜湖，带领众僧在巢湖西隐寺设"国医施治处"，为贫民施诊。

- 1945 年　42 岁，任芜湖佛教协会会长。

- 1946 年秋　43 岁，任所芜湖东能仁寺被强占，还俗。20 余年僧人生活，未敢荒废学业。

- 1946 年　在南京、合肥、滁州等地行医。
- 1949 年　应友邀移居全椒县周岗，开设私人诊所。
- 1952 年　在周岗成立了联合医疗诊所，任所长。
- 1954 年　任全椒县医疗卫生协会常务理事、大山区医疗卫生协会副会长。
- 1956 年　进全椒县人民医院中医科。
- 1958 年　巡回医疗驻马厂公社（即马厂镇）。
- 1960 年春　返回全椒县人民医院，运用《伤寒论》法诊治患者，疗效甚佳，有"再世张仲景"之誉。
- 1962 年　在全椒县卫生科担任"中医学习班"教师，讲授《伤寒论》。
- 1965 年　学习班结束。专攻经文，废寝忘食，著其心得名《伤寒扫尘论》。
- 1976 年　在滁县地区担任西医学习中医培训班教师，主讲《伤寒论》。
- 1986 年　83 岁，退休。
- 1996 年　93 岁，仍能接诊治病，前后行医 74 年。
- 2000 年 6 月 27 日　逝世，享年 97 岁。

注：以传统的虚岁计算。